· 执业医师资格考试通关系列 ·

U0674647

中医执业助理医师资格考试实践技能通关秘卷

吴春虎　李　烁　主　编

阿虎医考研究组　组织编写

请沿书脊撕开使用
具体见使用说明

全国百佳图书出版单位
中国中医药出版社
· 北 京 ·

图书在版编目（CIP）数据

中医执业助理医师资格考试实践技能通关秘卷/吴春虎，李烁主编.—北京：中国中医药出版社，2021.11
（执业医师资格考试通关系列）
ISBN 978 – 7 – 5132 – 7114 – 1

Ⅰ.①中…　Ⅱ.①吴…②李…　Ⅲ.①中医师 – 资格考试 – 习题集　Ⅳ.①R2 – 44
中国版本图书馆 CIP 数据核字（2021）第 161511 号

中国中医药出版社出版

北京经济技术开发区科创十三街 31 号院二区 8 号楼
邮政编码　100176
传真　010 – 64405721
河北省武强县画业有限责任公司印刷
各地新华书店经销

开本 787 × 1092　1/32　印张 9.75　字数 193 千字
2021 年 11 月第 1 版　2021 年 11 月第 1 次印刷
书号　ISBN 978 – 7 – 5132 – 7114 – 1

定价　58.00 元
网址　www.cptcm.com

服 务 热 线　010 – 64405510
购 书 热 线　010 – 89535836
维 权 打 假　010 – 64405753

微信服务号　**zgzyycbs**
微商城网址　**https://kdt.im/LIdUGr**
官 方 微 博　**http://e.weibo.com/cptcm**
天猫旗舰店网址　**https://zgzyycbs.tmall.com**

如有印装质量问题请与本社出版部联系(010 – 64405510)
版权专有　侵权必究

使用说明

中医执业助理医师资格考试实践技能考试现场为题卡随机抽题，本书为真实再现考试实景，设计为题卡形式，考生复习时，可根据考试的抽题方式自行随机抽取三站试题，组成一份完整试卷。每张题卡正面为考题，背面为参考答案和评分标准，考生可据此判分，对自我水平进行实测备战。抽题方式如下：

◆**第一站**　考试内容为病案（例）分析，考试方法为纸笔作答，在 50 分钟内完成 2 题，其中 1 题从中医内科学中选择，在本书中为病案（例）摘要 1~20 题；另 1 题从中医外科学、中医妇科学或中医儿科学中选择，在本书中为病案（例）摘要 21~40 题。

◆**第二站**　考试内容为中医临证，考试方法为实际操作、现场口述，在 20 分钟内完成 4 题。其中第一部分为中医操作，有两种类型的试题。第一种为中医望、闻、脉诊技术的操作，考 1 题；第二种为针灸常用腧穴定位、中医临床技术操作，两者结合考查，考 1 题。第二部分为病史采集，考 1 题。第三部分为中医临床答辩，有四种类型的试题，考试时从四种试题中抽选一种，考1题。

◆**第三站**　考试内容为西医临床，考试方法为实际操作、现场口述，在20分钟内完成3题。其中第一部分为体格检查，考1题。第二部分为西医操作，考1题。第三部分为西医临床答辩（含辅助检查结果判读分析，包括心电图、X线、实验室检查），本部分共有四种类型的试题，考试时从四种试题中抽选1种，考1题。

本书所收考题皆为从近几年真卷中归纳出的高频考点，考生记熟即可掌握大部分重要考点，事半功倍，顺利通过考试！

目　　录

第一站　病案(例)分析

　　本站所占分值是技能考试中最高的,共2道试题,每题20分,共40分。考试涉及的知识点主要是中医内科学、中医外科学、中医妇科学及中医儿科学的内容。要求考生在50分钟内完成,包含中医内科学1题,中医外科学或中医妇科学或中医儿科学1题。

病案(例)摘要 1：

王某，女，35 岁，已婚，工人。2017 年 11 月 18 日初诊。

患者 2 天前受凉后，自觉胸中憋闷如塞，咳嗽咳痰，喘息。现症：咳逆喘满不得卧，气短气急，咳痰白稀量多，呈泡沫状，胸部膨满，口干不欲饮，面色青暗，周身酸楚，头痛，恶寒，无汗，舌质暗淡，苔白滑，脉浮紧。

答题要求：根据上述摘要，在答题卡上完成书面分析。

【参考答案】

中医疾病诊断（2.5分）：肺胀。

中医证型诊断（3分）：外寒里饮证。

中医辨病辨证依据（6分）：患者胸中憋闷如塞，咳嗽咳痰，喘息2天，辨病为肺胀。寒邪袭于肌表，卫阳被遏，故面色青暗，周身酸楚，头痛，恶寒，无汗；痰饮阻遏，气机壅滞，肺气上逆，故咳逆喘满不得卧，气短气急，咳痰白稀量多，胸部膨满；饮邪内停，故口干不欲饮；舌质暗淡，苔白滑，脉浮紧均为外寒内饮之象。综上，辨证为外寒里饮证。

治法（3分）：温肺散寒，化痰降逆。

方剂名称（1.5分）：小青龙汤加减。

药物组成、剂量及煎服方法（4分）：麻黄9g，芍药9g，细辛3g，干姜6g，炙甘草6g，桂枝9g，五味子9g，半夏9g。3剂，水煎服。日1剂，早晚分服。

病案（例）摘要 2：

刘某，男，52 岁，已婚，工人。2016 年 2 月 17 日初诊。

患者 3 天前于家中暴食，饮酒数升。昨日腹大胀满，崩急如鼓，皮色苍黄，脉络显露，遂来就诊。现症：腹大胀满，按之如囊裹水，颜面微浮，下肢浮肿，脘腹痞胀，得热则舒，精神困倦，怯寒懒动，小便短少，大便溏薄，舌苔白腻，脉缓。

答题要求：根据上述摘要，在答题卡上完成书面分析。

【参考答案】

中医疾病诊断（2.5 分）：鼓胀。

中医证型诊断（3 分）：水湿困脾证。

中医辨病辨证依据（6 分）：患者腹大胀满，崩急如鼓，皮色苍黄，脉络显露 3 天，辨病为鼓胀。湿邪内阻，水液运化、输布失常，故腹大胀满，按之如囊裹水，颜面微浮，下肢浮肿；湿邪阻滞中焦，脾失健运，故脘腹痞胀，大便溏薄；湿邪困遏，脾阳不振，寒水内停，故脘腹痞胀，得热则舒，精神困倦，怯寒懒动；湿阻膀胱，气化不利，故小便短少；舌苔白腻，脉缓均为水湿之象。综上，辨证为水湿困脾证。

治法（3 分）：温中健脾，行气利水。

方剂名称（1.5 分）：实脾饮加减。

药物组成、剂量及煎服方法（4 分）：厚朴 30g，白术 30g，木瓜 30g，木香 30g，草果仁 30g，大腹子 30g，炮附子 30g（先煎），白茯苓 30g，干姜 30g，炙甘草 15g，山药 15g，生姜 5 片，大枣 1 枚。3 剂，水煎服。日 1 剂，早晚分服。

病案(例)摘要 3：

单某，男，55 岁，已婚，工人。2018 年 6 月 22 日初诊。

患者有慢性咳嗽病史 3 年。平素嗜食肥甘厚腻，昨日外出劳作，当晚出现喘促短气，呼吸困难，不能平卧。现症：喘促气涌，胸部胀痛，咳嗽痰多，质黏色黄，身热，有汗，口渴而喜冷饮，面赤，咽干，小便赤涩，大便秘结，舌质红，舌苔薄黄，脉滑数。

答题要求：根据上述摘要，在答题卡上完成书面分析。

【参考答案】

中医疾病诊断（2.5 分）：喘证。

中医证型诊断（3 分）：痰热郁肺证。

中医辨病辨证依据（6 分）：患者有慢性咳嗽病史 3 年。喘促短气，呼吸困难，不能平卧 1 天，辨病为喘证。痰热壅滞，肺失清肃，故喘促气涌，胸部胀痛；邪热蕴肺，蒸液成痰，故咳嗽痰多，质黏色黄；热为阳邪，燔灼趋上，故身热，有汗，面赤；热邪耗伤阴液，故咽干，口渴而喜冷饮，小便赤涩，大便秘结；舌质红，舌苔薄黄，脉滑数均为痰热之象。综上，辨证为痰热郁肺证。

治法（3 分）：清热化痰，宣肺平喘。

方剂名称（1.5 分）：桑白皮汤加减。

药物组成、剂量及煎服方法（4 分）：桑白皮 15g，黄芩 9g，知母 9g，贝母 9g，射干 9g，瓜蒌皮 9g，前胡 9g。3 剂，水煎服。日 1 剂，早晚分服。

病案(例)摘要4:

刘某,女,27岁,已婚,职员。2019年10月9日初诊。

患者3天前外出游玩,因天气突变而衣着单薄感寒,自感恶寒,鼻塞流清涕,稍咳,喷嚏,头痛,未进行治疗。现症:恶寒重,发热轻,无汗,头痛,肢节酸疼,鼻塞声重,时流清涕,咽痒,咳嗽,咳痰稀薄色白,口不渴,舌苔薄白而润,脉浮紧。

答题要求:根据上述摘要,在答题卡上完成书面分析。

【参考答案】

中医疾病诊断（2.5 分）：感冒。

中医证型诊断（3 分）：风寒感冒。

中医辨病辨证依据（6 分）：患者恶寒，鼻塞流清涕，稍咳，喷嚏，头痛 3 天，辨病为感冒。外感风寒，腠理闭塞，卫阳被郁，故恶寒，发热，无汗；寒性凝滞，不通则痛，故头痛，肢节酸痛；肺气失宣，故鼻塞声重，时流清涕，咽痒，咳嗽；寒为阴邪，故咳痰稀薄色白；舌苔薄白而润，脉浮紧为外感风寒之象。综上，辨证为风寒感冒。

治法（3 分）：辛温解表。

方剂名称（1.5 分）：荆防达表汤加减。

药物组成、剂量及煎服方法（4 分）：荆芥 3g，防风 3g，紫苏叶 3g，淡豆豉 3g，葱白 3g，生姜 3g，杏仁 3g，前胡 3g，桔梗 3g，橘红 3g，甘草 3g。3 剂，水煎服。日 1 剂，早晚分服。

病案(例)摘要 5:

肖某,女,48 岁,已婚,农民。2016 年 4 月 15 日初诊。

患者 3 天前饮酒后出现头重昏蒙,伴视物旋转,胸闷恶心。现症:眩晕,呕吐痰涎,食少多寐。舌苔白腻,脉濡滑。

答题要求:根据上述摘要,在答题卡上完成书面分析。

【参考答案】

中医疾病诊断（2.5分）：眩晕。

中医证型诊断（3分）：痰浊上蒙证。

中医辨病辨证依据（6分）：患者头重昏蒙伴视物旋转，胸闷恶心3天，辨病为眩晕。痰浊上蒙清窍，故眩晕，头重昏蒙，视物旋转；痰浊中阻，水液运化失常，故呕吐痰涎；痰浊中阻，脾失健运，故食少；痰蒙心神，故多寐；舌苔白腻，脉濡滑均为痰浊内阻之象。综上，辨证为痰浊上蒙证。

治法（3分）：化痰祛湿，健脾和胃。

方剂名称（1.5分）：半夏白术天麻汤加减。

药物组成、剂量及煎服方法（4分）：半夏9g，陈皮6g，白术18g，薏苡仁6g，茯苓6g，天麻6g，甘草3g，生姜1片，大枣2枚，代赭石9g（先煎），竹茹6g，生姜6g，旋覆花6g（包煎）。3剂，水煎服。日1剂，早晚分服。

病案（例）摘要 6：

李某，男，56 岁，已婚，农民。2018 年 4 月 11 日初诊。

患者平素嗜食辛辣。1 天前出现小便频数短涩、淋沥刺痛伴小腹拘急引痛。现症：排尿时突然中断，尿道窘迫疼痛，少腹拘急，左侧腰腹绞痛难忍。舌红，苔薄黄，脉弦。

答题要求：根据上述摘要，在答题卡上完成书面分析。

【参考答案】

中医疾病诊断（2.5分）：淋证。

中医证型诊断（3分）：石淋。

中医辨病辨证依据（6分）：患者小便频数短涩、淋沥刺痛伴小腹拘急引痛1天，辨病为淋证。平素嗜食辛辣，酿成湿热，下注膀胱，尿液受其煎熬，尿中杂质结为砂石，不能随尿排出，阻滞气机，故少腹拘急，左侧腰腹绞痛难忍；水道不利，故小便短涩；砂石阻塞尿路，故排尿突然中断，尿道窘迫疼痛；舌红，苔薄黄，脉弦均为湿热之象。综上，辨证为石淋。

治法（3分）：清热利湿，排石通淋。

方剂名称（1.5分）：石韦散加减。

药物组成、剂量及煎服方法（4分）：石韦12g，冬葵子9g，瞿麦9g，滑石15g（先煎），车前子12g（包煎），芍药9g，甘草15g。3剂，水煎服。日1剂，早晚分服。

病案（例）摘要 7：

黄某，女，80 岁，已婚，退休教师。2019 年 4 月 23 日初诊。

患者年老体弱，2 周前出现有便意但排便困难。现症：大便虽不干硬但排便困难，用力努挣则汗出短气，便后乏力，面白神疲，肢倦懒言，舌淡苔白，脉弱。

答题要求：根据上述摘要，在答题卡上完成书面分析。

【参考答案】

中医疾病诊断（2.5分）：便秘。

中医证型诊断（3分）：气虚秘。

中医辨病辨证依据（6分）：患者排便困难2周，故辨病为便秘。肺与大肠相表里，脾主运化，大肠传导功能有赖于肺之肃降和脾之运化，肺脾气虚，升降失调，运化失常，大肠传导无力，故大便虽不干硬但排便困难，用力努挣则汗出气短；肺脾气虚，故便后乏力，面白神疲，肢倦懒言；舌淡苔白，脉弱均为气虚之象。综上，辨证为气虚秘。

治法（3分）：益气润肠。

方剂名称（1.5分）：黄芪汤加减。

药物组成、剂量及煎服方法（4分）：黄芪15g，麻仁6g，白蜜6g，陈皮6g，白术20g，党参9g。3剂，水煎服。日1剂，早晚分服。

病案(例)摘要8：

周某，男，80岁，已婚，退休干部。2019年11月28日初诊。

患者近5年来常感心悸，伴有胸闷，加重2周。现症：心悸眩晕，胸闷痞满，渴不欲饮，小便短少，下肢浮肿，形寒肢冷，伴恶心，欲吐，流涎，舌淡胖，苔白滑，脉沉细而滑。

答题要求：根据上述摘要，在答题卡上完成书面分析。

【参考答案】

中医疾病诊断（2.5 分）：心悸。

中医证型诊断（3 分）：水饮凌心证。

中医辨病辨证依据（6 分）：患者心悸伴胸闷 5 年，加重 2 周，辨病为心悸。水饮停于心肺，阻遏心阳，阻滞气血运行，故心悸，胸闷痞满；饮邪内阻，清阳不升，故眩晕；水饮内停，水液运化、输布失常，故口渴不欲饮，小便短少，下肢浮肿；水饮困阻阳气，故形寒肢冷；水饮困阻中焦，故恶心，欲吐，流涎；舌淡胖，苔白滑，脉沉细而滑均为水饮内停之象。综上，辨证为水饮凌心证。

治法（3 分）：振奋心阳，化气行水，宁心安神。

方剂名称（1.5 分）：苓桂术甘汤加减。

药物组成、剂量及煎服方法（4 分）：茯苓 12g，桂枝 9g，白术 9g，甘草 6g，泽泻 6g，猪苓 6g，车前子 9g（包煎），人参 9g，黄芪 9g，远志 9g，茯神 12g，酸枣仁 12g。3 剂，水煎服。日 1 剂，早晚分服。

病案(例)摘要 9:

虞某，女，46 岁，教师。2018 年 4 月 21 日初诊。

患者 1 个月前暴怒后出现失眠，彻夜不寐。现症：不寐多梦，甚则彻夜不眠，急躁易怒，伴有头晕头胀，目赤耳鸣，口干而苦，不思饮食，便秘溲赤，舌红苔黄，脉弦而数。

答题要求：根据上述摘要，在答题卡上完成书面分析。

【参考答案】

中医疾病诊断（2.5分）：不寐。

中医证型诊断（3分）：肝火扰心证。

中医辨病辨证依据（6分）：患者失眠1个月，辨病为不寐。肝火亢盛，上扰心神，故不寐多梦，甚则彻夜不眠，急躁易怒；肝阳上亢，故头晕头胀，目赤耳鸣，口干而苦；肝气横逆犯脾，故不思饮食；肝火亢盛，耗伤津液，故便秘溲赤；舌红苔黄，脉弦而数均为肝火亢盛之象。综上，辨证为肝火扰心证。

治法（3分）：疏肝泻火，镇心安神。

方剂名称（1.5分）：龙胆泻肝汤加减。

药物组成、剂量及煎服方法（4分）：龙胆草6g，黄芩9g，栀子9g，泽泻12g，车前子9g（包煎），当归3g，生地黄9g，柴胡6g，甘草6g，生龙骨15g（先煎），生牡蛎15g（先煎），灵磁石15g（先煎）。3剂，水煎服。日1剂，早晚分服。

病案（例）摘要 10：

刘某，男，42 岁，农民。2018 年 2 月 25 日初诊。

患者因发作性昏仆抽搐就诊。发作时突然昏仆抽搐，吐涎，平时急躁易怒，心烦失眠，咳痰不爽，口苦咽干，便秘溲黄，病发后，症状加重，彻夜难眠，目赤，舌红，苔黄腻，脉弦滑而数。

答题要求：根据上述摘要，在答题卡上完成书面分析。

【参考答案】

中医疾病诊断（2.5分）：痫病。

中医证型诊断（3分）：痰火扰神证。

中医辨病辨证依据（6分）：患者突然昏仆抽搐，吐涎，辨病为痫病。肝火偏亢，痰浊蕴结，痰火相伍，阻扰脑神而发痫病。痰浊壅盛，故吐涎；肝火偏亢，耗伤津液，故咳痰不爽，咽干，便秘溲黄；肝胆火盛，故口苦；扰动心神，故彻夜难眠；肝火上炎，故目赤；舌红苔黄腻，脉弦滑而数均为肝火痰热之象。综上，辨证为痰火扰神证。

治法（3分）：清热泻火，化痰开窍。

方剂名称（1.5分）：龙胆泻肝汤合涤痰汤加减。

药物组成、剂量及煎服方法（4分）：龙胆草6g，黄芩9g，栀子9g，泽泻12g，木通6g，当归3g，生地黄9g，柴胡6g，生甘草6g，车前子9g（包煎），天南星7.5g，半夏7.5g，枳实6g，茯苓6g，橘红4.5g，石菖蒲3g，人参3g，竹茹2g，甘草1.5g。3剂，水煎服。日1剂，早晚分服。

病案(例)摘要 11：

张某，男，32 岁，未婚，农民。2019 年 3 月 21 日初诊。

患者 1 天前因淋雨受凉而出现小腹疼痛。现症：小腹拘急疼痛，遇寒痛甚，得温痛减，口淡不渴，形寒肢冷，小便清长，大便清稀，舌质淡，苔白腻，脉沉紧。

答题要求：根据上述摘要，在答题卡上完成书面分析。

【参考答案】

中医疾病诊断（2.5分）：腹痛。

中医证型诊断（3分）：寒邪内阻证。

中医辨病辨证依据（6分）：患者小腹疼痛1天，辨病为腹痛。寒性凝滞，感寒为病，脉络拘急，故小腹拘急疼痛，遇寒痛甚，得温痛减；寒为阴邪，易伤阳气，故形寒肢冷；寒凝水湿不化，水饮内停，故口淡不渴，小便清长；水走肠间，故大便清稀；舌质淡，苔白腻，脉沉紧均为寒邪内阻之象。综上，辨证为寒邪内阻证。

治法（3分）：散寒温里，理气止痛。

方剂名称（1.5分）：良附丸合正气天香散加减。

药物组成、剂量及煎服方法（4分）：高良姜9g，乌药6g，香附24g，陈皮3g，苏叶3g，干姜3g。3剂，水煎服。日1剂，早晚分服。

病案(例)摘要 12:

李某,女,58 岁。2019 年 7 月 28 日就诊。

患者自述腹痛腹泻 2 天。患者 2 天前吃麻辣火锅,当晚即作腹痛泄泻,自服黄连素片效果不佳,前来就诊。现症:腹痛腹泄,泻下急迫,泻而不爽,粪便色黄而臭,肛门灼热,大便日行 7~8 次,小便短赤,烦热口干渴。舌红,苔黄腻,脉滑数。

答题要求:根据上述摘要,在答题卡上完成书面分析。

【参考答案】

中医疾病诊断（2.5 分）：泄泻。

中医证型诊断（3 分）：湿热伤中证。

中医辨病辨证依据（6 分）：患者腹痛腹泻 2 天，辨病为泄泻。患者嗜食辛辣，酿成湿热。湿热蕴结于中焦，故腹痛腹泻；湿热内蕴，阻滞肠道，故泻下急迫，泻而不爽，粪便色黄而臭，肛门灼热；热邪耗伤津液，故烦热口干渴，小便短赤；舌红，苔黄腻，脉滑数均为湿热内蕴之象。综上，辨证为湿热伤中证。

治法（3 分）：清热利湿，分利止泻。

方剂名称（1.5 分）：葛根芩连汤加减。

药物组成、剂量及煎服方法（4 分）：葛根 15g，黄芩 9g，黄连 9g，甘草 6g，车前草 9g，苦参 9g。3 剂，水煎服。日 1 剂，早晚分服。

病案(例)摘要 13:

陈某,女,35 岁,已婚,教师。2018 年 7 月 12 日初诊。

患者 10 天前外地出差返家途中即感发热,周身乏力,食欲不振,恶心,腹胀,继而右胁肋部胀痛,身目发黄,时有呕吐。现症:身目俱黄,黄色鲜明,小便黄赤,发热,乏力纳呆,口干口渴,口苦恶心,时有呕吐,大便秘结,2 日一行。舌质红,苔黄腻,脉弦数。

答题要求:根据上述摘要,在答题卡上完成书面分析。

【参考答案】

中医疾病诊断（2.5分）：黄疸。

中医证型诊断（3分）：阳黄－热重于湿证。

中医辨病辨证依据（6分）：患者身目发黄，胁肋胀痛10天，辨病为黄疸。黄色鲜明者为阳黄。湿热郁于中焦，影响肝胆疏泄，胆液不循常道，泛溢肌肤，形成黄疸，故身目俱黄；热邪壅盛，故黄色鲜明，发热，小便黄赤；湿热蕴于中焦，脾胃运化失司，故乏力纳呆，口苦恶心，时有呕吐；热邪亢盛，耗伤津液，则口干口渴，大便秘结；舌质红，苔黄腻，脉弦数均为湿热之象。综上，辨证为阳黄－热重于湿证。

治法（3分）：清热通腑，利湿退黄。

方剂名称（1.5分）：茵陈蒿汤加减。

药物组成、剂量及煎服方法（4分）：茵陈18g，栀子12g，大黄6g（后下），黄柏6g，茯苓15g，柴胡10g，陈皮10g，竹茹10g，半夏6g，连翘6g，垂盆草15g，蒲公英15g，滑石15g（先煎），车前草15g。3剂，水煎服。日1剂，早晚分服。

病案(例)摘要 14：

陈某，女，25 岁，未婚，教师。2019 年 12 月 1 日初诊。

患者平日工作任务重，常无法按时进餐。1 周前受寒后出现胃脘部疼痛，伴食欲不振，恶心呕吐。现症：胃痛隐隐，绵绵不休，喜温喜按，空腹痛甚，得食则缓，受凉后发作，泛吐清水，神疲纳呆，四肢倦怠，手足不温，大便溏薄，舌淡苔白，脉虚弱。

答题要求：根据上述摘要，在答题卡上完成书面分析。

【参考答案】

中医疾病诊断（2.5 分）：胃痛。

中医证型诊断（3 分）：脾胃虚寒证。

中医辨病辨证依据（6 分）：患者胃脘部疼痛伴食欲不振，恶心呕吐 1 周，辨病为胃痛。脾胃虚寒，胃失温养，故胃痛隐隐不止，喜温喜按，受凉发作；胃腑需借饮食之温养以通血脉，故空腹痛甚，得食则缓；脾胃阳气亏虚，形体失于温养，故神疲纳呆，四肢倦怠，手足不温；脾胃运化失职，水饮内停，故大便溏薄，泛吐清水；舌淡苔白，脉虚弱均为阳气亏虚之象。综上，辨证为脾胃虚寒证。

治法（3 分）：温中健脾，和胃止痛。

方剂名称（1.5 分）：黄芪建中汤加减。

药物组成、剂量及煎服方法（4 分）：桂枝 9g，甘草 6g，大枣 6 枚，芍药 18g，生姜 9g，胶饴 30g（烊化），黄芪 5g。3 剂，水煎服。日 1 剂，早晚分服。

病案（例）摘要 15：

傅某，男，48 岁，已婚，工人。2018 年 3 月 19 日初诊。

患者平素性情急躁易怒。3 天前与家人吵架后，出现头部胀痛，无呕吐，无意识障碍，遂来就诊。现症：头昏胀痛，两侧为重，面红，口干口苦，心烦易怒，夜寐不宁，舌红苔黄，脉弦数。

答题要求：根据上述摘要，在答题卡上完成书面分析。

【参考答案】

中医疾病诊断（2.5分）：头痛。

中医证型诊断（3分）：肝阳头痛。

中医辨病辨证依据（6分）：患者头部胀痛3天，辨病为头痛。患者平素性情急躁易怒，肝阳偏亢，上扰清窍，故头昏胀痛，面红；颞侧为肝经循行部位，气机不利，故以两侧头痛为主；肝胆失于疏泄，故口苦；肝经郁热伤津，故口干；肝火扰心，故心烦易怒，夜寐不宁；舌红苔黄，脉弦数均为肝阳上亢之象。综上，辨证为肝阳头痛。

治法（3分）：平肝潜阳息风。

方剂名称（1.5分）：天麻钩藤饮加减。

药物组成、剂量及煎服方法（4分）：天麻9g，钩藤12g（后下），石决明18g（先煎），山栀9g，黄芩9g，牡丹皮9g，桑寄生9g，杜仲9g，牛膝12g，益母草9g，白芍9g，夜交藤9g，茯神9g，夏枯草9g，龙胆草6g。3剂，水煎服。日1剂，早晚分服。

病案(例)摘要 16：

李某，男，69 岁，已婚，干部。2018 年 9 月 7 日初诊。

患者平素喜食辛辣肥甘厚味，3 个月前无明显诱因出现多食易饥，口渴，多尿。现症：多食易饥，口渴，尿多，形体消瘦，大便干燥，苔黄，脉滑实有力。

答题要求：根据上述摘要，在答题卡上完成书面分析。

【参考答案】

中医疾病诊断（2.5 分）：消渴。

中医证型诊断（3 分）：中消 – 胃热炽盛证。

中医辨病辨证依据（6 分）：患者多食易饥，口渴，多尿 3 个月，辨病为消渴。以多食症状较为突出者为中消。火热壅滞于胃，胃失和降，故多食易饥，形体消瘦；热邪耗伤津液，故口渴，大便干燥；热邪迫于膀胱，故尿多；苔黄，脉滑实有力均为热证之象。综上，辨证为中消 – 胃热炽盛证。

治法（3 分）：清胃泻火，养阴增液。

方剂名称（1.5 分）：玉女煎加减。

药物组成、剂量及煎服方法（4 分）：生石膏 15g（先煎），知母 5g，黄连 6g，栀子 5g，玄参 6g，熟地黄 20g，麦冬 6g，川牛膝 5g。3 剂，水煎服。日 1 剂，早晚分服。

病案(例)摘要 17：

马某，男，40 岁，已婚，警察。2019 年 5 月 20 日初诊。

患者 1 年来每因劳累后出现双下肢浮肿，尿量减少，夜尿多，头晕，乏力，畏寒，面色苍白，当地医院诊断为"慢性肾小球肾炎"，经多方求医，症状时有好转，但病情反复出现。半月来下肢浮肿复发，按之凹陷不起，尿量减少，腰酸冷痛，四肢厥冷，怯寒神疲，面色㿠白，心悸胸闷，腹大胀满。舌质淡胖，苔白，脉沉细。

答题要求：根据上述摘要，在答题卡上完成书面分析。

【参考答案】

中医疾病诊断（2.5分）：水肿。

中医证型诊断（3分）：阴水–肾阳衰微证。

中医辨病辨证依据（6分）：患者反复双下肢浮肿、尿少1年余，复发半月，辨病为水肿。病程较长，下肢水肿，按之凹陷不易恢复为阴水。肾阳虚衰，阳不化气，水湿下聚，故双下肢水肿，按之凹陷不起；水气上凌心肺，故见心悸胸闷；肾阳亏虚，温煦失司，故腰酸冷痛，四肢厥冷，怯寒神疲；阳气不能温煦上荣，故面色㿠白；肾与膀胱相表里，肾阳不足，膀胱气化不行，故尿量减少；阳虚饮停，故腹大胀满；舌质淡胖，苔白，脉沉细均为肾阳亏虚之象。综上，辨证为阴水–肾阳衰微证。

治法（3分）：温肾助阳，化气行水。

方剂名称（1.5分）：济生肾气丸合真武汤加减。

药物组成、剂量及煎服方法（4分）：附子15g（先煎），白茯苓30g，泽泻30g，山茱萸30g，山药30g，车前子30g（包煎），牡丹皮30g，官桂15g（后下），川牛膝15g，熟地黄15g，芍药9g，白术6g，生姜9g。3剂，水煎服。日1剂，早晚分服。

病案(例)摘要18:

田某，女，60岁，已婚，干部。2019年5月26日初诊。

患者1个月前因家属去世出现情绪低落，时欲流泪，经家人开导后，症状有所缓解，但易反复。3日前患者情绪低落再次加重，遂前来就诊。现症：精神抑郁，喜哭泣，胸部满闷，双胁肋部胀满不适，咽中自觉不适，自觉有异物感，咽之不下，咳之不出，吞咽食物自如，夜眠不安，二便调。舌质淡，苔白腻，脉弦滑。

答题要求：根据上述摘要，在答题卡上完成书面分析。

【参考答案】

中医疾病诊断（2.5分）：郁证。

中医证型诊断（3分）：痰气郁结证。

中医辨病辨证依据（6分）：患者情绪低落1个月，辨病为郁证。患者情志所伤，肝气郁滞，故精神抑郁，喜哭泣；气机不畅，故胸部满闷；肝络失和，故双胁肋部胀满不适；肝气乘脾，脾失健运，郁而生痰，痰气郁结咽中，故咽中不适，如有异物；心神不宁，故夜眠不安；舌淡，苔白腻，脉弦滑均为肝郁脾虚痰阻之象。综上，辨证为痰气郁结证。

治法（3分）：行气开郁，化痰散结。

方剂名称（1.5分）：半夏厚朴汤加减。

药物组成、剂量及煎服方法（4分）：半夏12g，厚朴9g，茯苓12g，生姜15g，苏叶6g，杏仁10g，旋覆花10g（包煎），香附10g，百合20g，柴胡10g。3剂，水煎服。日1剂，早晚分服。

病案(例)摘要 19:

蓝某,男,52 岁,已婚,工人。2018 年 10 月 15 日初诊。

患者在寒冷潮湿地方工作 2 个月后出现肢体重着,疼痛,肿胀,每遇阴雨天加重。现症:肢体关节、肌肉酸楚、重着、疼痛,肿胀散漫,关节活动不利,肌肤麻木不仁。舌质淡,苔白腻,脉濡缓。

答题要求:根据上述摘要,在答题卡上完成书面分析。

【参考答案】

中医疾病诊断（2.5 分）：痹证。

中医证型诊断（3 分）：风寒湿痹 – 着痹。

中医辨病辨证依据（6 分）：患者肢体重着、疼痛、肿胀 2 个月，辨病为痹证。外感寒湿之邪，阻滞经络关节，阳气不得布达，故肢体关节、肌肉酸楚、重浊，肿胀散漫，关节活动不利，肌肤麻木不仁；湿性黏滞，易阻气机，气血运行不畅，故肢体关节、肌肉疼痛；舌质淡，苔白腻，脉濡缓均为湿邪痹阻之象。综上，辨证为风寒湿痹 – 着痹。

治法（3 分）：除湿通络，祛风散寒。

方剂名称（1.5 分）：薏苡仁汤加减。

药物组成、剂量及煎服方法（4 分）：薏苡仁 3g，当归 3g，麻黄 3g，甘草 3g，苍术 3g，生姜 3 片，羌活 3g，独活 3g，防风 3g，桂枝 3g，制川乌 3g，川芎 3g。3 剂，水煎服。日 1 剂，早晚分服。

病案（例）摘要 20：

潘某，女，76 岁，已婚，退休。2019 年 10 月 22 日初诊。

患者 5 年前出现腰痛，伴酸软无力，久站后加重，反复发作。2 日前患者因劳累再次出现腰痛，遂前来就诊。现症：腰部隐隐作痛，酸软无力，不能久站，喜温喜按，平素肢冷畏寒，舌质淡，脉沉细无力。

答题要求：根据上述摘要，在答题卡上完成书面分析。

【参考答案】

中医疾病诊断（2.5 分）：腰痛。

中医证型诊断（3 分）：肾虚腰痛 - 肾阳虚证。

中医辨病辨证依据（6 分）：患者腰部疼痛 5 年，辨病为腰痛。腰为肾之府，由肾之精气所溉。肾阳不足，不能温煦筋脉，故腰部隐隐作痛，酸软无力，不能久站；肾阳亏虚，温煦失司，故肢冷畏寒；舌质淡，脉沉细无力均为肾阳不足之象。综上，辨证为肾虚腰痛 - 肾阳虚证。

治法（3 分）：补肾壮阳，温煦经脉。

方剂名称（1.5 分）：右归丸加减。

药物组成、剂量及煎服方法（4 分）：熟地黄 24g，山药 12g，山茱萸 12g，枸杞子 12g，菟丝子 12g，鹿角胶 12g（烊化兑服），杜仲 12g，肉桂 6g（后下），当归 9g，制附子 6g（先煎）。3 剂，水煎服。日 1 剂，早晚分服。

病案（例）摘要 21：

李某，女，33 岁，已婚，职员。2017 年 7 月 11 日初诊。

患者有月经过少史。婚后有正常性生活 3 年，未采取避孕措施，至今未孕。月经 2～3 个月一行，量少色淡质稀，面色晦暗，腰膝酸冷，性欲淡漠，小便清长，大便溏薄，舌淡苔白，脉沉细。

答题要求：根据上述摘要，在答题卡上完成书面分析。

【参考答案】

中医疾病诊断（2.5 分）：不孕症。

中医证型诊断（3 分）：肾阳虚证。

中医辨病辨证依据（6 分）：患者有月经过少史。婚后有正常性生活 3 年，未采取避孕措施而未孕，辨病为不孕症。肾阳不足，冲任虚寒，胞宫失煦，故婚久不孕；阳虚内寒，冲任血海空虚，故经期延后；肾阳虚，外府失煦，故腰膝酸冷，火衰故性欲淡漠；火不暖土，脾阳不足，故大便溏薄；膀胱失约，故小便清长；肾阳虚衰，血失温养，故面色晦暗，经少色淡质稀；舌淡苔白，脉沉细均为肾阳虚之象。综上，辨证为肾阳虚证。

治法（3 分）：温肾补气养血，调补冲任。

方剂名称（1.5 分）：右归丸加减。

药物组成、剂量及煎服方法（4 分）：熟地黄 24g，山药 12g，山茱萸 9g，枸杞子 12g，菟丝子 12g，鹿角胶 12g（烊化兑服），杜仲 12g，肉桂 6g（后下），当归 9g，制附子 6g（先煎）。3 剂，水煎服。日 1 剂，早晚分服。

病案(例)摘要 22：

赵某，男，2 岁 4 个月。2018 年 6 月 12 日初诊。

患儿平素形体消瘦，不思乳食，且稍食则饱胀，脘腹胀满，喜按，大便酸臭，夹有不消化食物，面色萎黄，神疲肢倦，舌淡红，苔白腻，脉细弱，指纹滞。

答题要求：根据上述摘要，在答题卡上完成书面分析。

【参考答案】

中医疾病诊断（2.5分）：积滞。

中医证型诊断（3分）：脾虚夹积证。

中医辨病辨证依据（6分）：患儿不思乳食，脘腹胀满，辨病为积滞。脾胃虚弱，气血不充，故面色萎黄，形体消瘦，神疲肢倦；脾失健运，乳食停积，故不思乳食，食则饱胀，脘腹胀满，喜按，大便酸臭，夹有不消化食物；舌淡红，苔白腻，脉细弱，指纹滞均为脾虚夹积之象。综上，辨证为脾虚夹积证。

治法（3分）：健脾助运，消食化积。

方剂名称（1.5分）：健脾丸加减。

药物组成、剂量及煎服方法（4分）：白术7.5g，木香3g，黄连3g，甘草3g，白茯苓5g，人参4.5g，神曲3g，陈皮3g，砂仁3g（后下），麦芽3g，山楂3g，山药3g，肉豆蔻3g。3剂，水煎服。日1剂，早晚分服。

病案(例)摘要 23:

林某,男,37 岁,已婚,工人。2018 年 6 月 24 日初诊。

患者背部突然肿胀 1 天。现症:局部肿胀,光软无头,迅速结块,皮肤焮红,灼热疼痛,并逐渐扩大,高肿发硬。伴发热,头痛,泛恶,口渴,舌苔黄腻,脉弦滑。

答题要求:根据上述摘要,在答题卡上完成书面分析。

【参考答案】

中医疾病诊断（2.5分）：痈。

中医证型诊断（3分）：火毒凝结证。

中医辨病辨证依据（6分）：患者背部突然肿胀1天，局部光软无头，红肿热痛，辨病为痈。热毒蕴结，故局部肿胀，皮肤焮红，灼热疼痛；火毒凝结，故局部肿胀迅速结块，并逐渐扩大，高肿发硬；火为阳邪，燔灼趋上，故发热，头痛；火热之邪，耗伤津液，故口渴；舌苔黄腻，脉弦滑均为火毒凝结之象。综上，辨证为火毒凝结证。

治法（3分）：清热解毒，行瘀活血。

方剂名称（1.5分）：仙方活命饮加减。

药物组成、剂量及煎服方法（4分）：白芷6g，贝母6g，防风6g，赤芍药6g，当归尾6g，甘草6g，皂角刺6g，穿山甲6g，天花粉6g，乳香6g，没药6g，金银花9g，陈皮9g。3剂，水煎服。日1剂，早晚分服。

病案(例)摘要 24:

王某，女，19 岁，学生。2016 年 3 月 9 日初诊。

患者 13 岁月经初潮，初潮后月经基本正常。近 1 年来，月经紊乱，经来无期，时而出血量多，时而淋漓不尽，色淡质清，伴见畏寒肢冷，面色晦暗，腰腿酸软，小便清长，末次月经 2016 年 2 月 22 日，至今未尽。舌质淡，苔薄白，脉沉细。

答题要求：根据上述摘要，在答题卡上完成书面分析。

【参考答案】

中医疾病诊断（2.5分）：崩漏。

中医证型诊断（3分）：肾虚证－肾阳虚证。

中医辨病辨证依据（6分）：患者月经紊乱、量多1年，淋漓不尽半月，辨病为崩漏。肾阳虚弱，封藏失司，冲任不固，故月经紊乱，经来无期，时而量多，时而淋漓不尽；阳虚火衰，胞宫失煦，故经血色淡质清；阳气亏虚，机体失于温煦，故畏寒肢冷，面色晦暗，腰腿酸软，小便清长；舌淡苔薄白，脉沉细均为肾阳不足之象。综上，辨证为肾虚证－肾阳虚证。

治法（3分）：温肾固冲，止血调经。

方剂名称（1.5分）：右归丸加黄芪、党参。

药物组成、剂量及煎服方法（4分）：熟地黄24g，山药12g，山茱萸9g，枸杞子12g，菟丝子12g，鹿角胶12g（烊化兑服），杜仲12g，肉桂6g（后下），当归9g，制附子6g（先煎），黄芪9g，党参9g。3剂，水煎服。日1剂，早晚分服。

病案(例)摘要 25：

王某，男，5 岁。2018 年 12 月 9 日初诊。

患儿 3 天前出现发热，咳嗽，气喘，痰多，自服感冒灵颗粒后症状未见好转，持续高热未退，咳嗽加重。现症：壮热不退，咳嗽剧烈，气急喘憋，鼻翼扇动，鼻孔干燥，烦躁口渴，便秘，舌红少津，苔黄燥，脉滑数。

答题要求：根据上述摘要，在答题卡上完成书面分析。

【参考答案】

中医疾病诊断（2.5 分）：肺炎喘嗽。

中医证型诊断（3 分）：毒热闭肺证。

中医辨病辨证依据（6 分）：患儿发热、咳嗽、气喘、痰多 3 天，辨病为肺炎喘嗽。毒热内闭肺气，熏灼肺金，肺失宣肃，故壮热不退，咳嗽剧烈，气急喘憋，鼻翼扇动；毒热耗灼阴津，津不上承，清窍不利，故鼻孔干燥，烦躁口渴；热邪迫蒸大肠，故大便秘结；舌红少津，苔黄燥，脉滑数均为毒热内盛之象。综上，辨证为毒热闭肺证。

治法（3 分）：清热解毒，泻肺开闭。

方剂名称（1.5 分）：黄连解毒汤合麻杏石甘汤加减。

药物组成、剂量及煎服方法（4 分）：黄连 6g，黄芩 4g，虎杖 6g，浙贝母 4g，栀子 6g，甘草 4g，麻黄 4g，杏仁 4g。7 剂，水煎服。日 1 剂，早晚分服。

病案（例）摘要 26：

季某，女，36 岁，已婚，职员。2018 年 9 月 15 日初诊。

患者经行小腹疼痛半年。每于经前一二日小腹胀痛拒按，伴胸胁、乳房作胀，经量少，经色紫暗，有块，血块排除后痛减，经净疼痛消失，舌紫暗，脉弦涩。

答题要求：根据上述摘要，在答题卡上完成书面分析。

【参考答案】

中医疾病诊断（2.5分）：痛经。

中医证型诊断（3分）：气滞血瘀证。

中医辨病辨证依据（6分）：患者经行小腹疼痛半年，辨病为痛经。肝失条达，冲任气血郁滞，经血不利，不通则痛，故经前小腹胀痛拒按；冲任气滞血瘀，故经量少，经色紫暗，有块；块下气血暂通，故疼痛减轻；肝郁气滞，经血不利，故胸胁、乳房胀痛；舌紫暗，脉弦涩均为气滞血瘀之象。综上，辨证为气滞血瘀证。

治法（3分）：理气化瘀止痛。

方剂名称（1.5分）：膈下逐瘀汤加减。

药物组成、剂量及煎服方法（4分）：五灵脂6g（包煎），当归9g，川芎6g，桃仁9g，丹皮6g，赤芍6g，乌药6g，元胡3g，甘草9g，香附4.5g，红花9g，枳壳4.5g。3剂，水煎服。日1剂，早晚分服。

病案(例)摘要 27：

肖某，女，30 岁，已婚，工人。2018 年 8 月 21 日初诊。

患者停经 4 个月，阴道少量出血，时下时止 1 周。既往子宫肌瘤 4 年，末次月经：2018 年 4 月 21 日，停经后无明显不适，2 个月前 B 超提示宫内早孕，子宫肌瘤（4.2cm × 3.6cm）。近一周少量阴道流血，色暗红，口干不欲饮，舌边有瘀斑，苔白，脉沉弦。

答题要求：根据上述摘要，在答题卡上完成书面分析。

【参考答案】

中医疾病诊断（2.5分）：胎漏。

中医证型诊断（3分）：癥瘕伤胎证。

中医辨病辨证依据（6分）：患者妊娠期间阴道少量出血，时下时止1周，辨病为胎漏。患者既往子宫肌瘤4年，癥积占据胞宫，瘀血阻滞冲任胞脉，气血壅滞不通，血不归经，故阴道不时下血，色暗红；瘀血内停，故口干不欲饮；舌边有瘀斑，苔白，脉沉弦均为瘀血之征。综上，辨证为癥瘕伤胎证。

治法（3分）：祛瘀消癥，固冲安胎。

方剂名称（1.5分）：桂枝茯苓丸加续断、杜仲。

药物组成、剂量及煎服方法（4分）：桂枝6g，茯苓6g，芍药6g，丹皮6g，桃仁6g，续断6g，杜仲6g。7剂，水煎服。日1剂，早晚分服。

病案（例）摘要 28：

陈某，女，2 岁。2018 年 5 月 10 日初诊。

患儿近 3 个月来反复感冒，时有发热、泄泻，5 天前因发热、咳嗽又用抗生素、地塞米松治疗，渐热退咳减。现患儿口腔内白屑散在，周围红晕不著，神疲颧红，手足心热，低热盗汗，舌红苔少，脉细数，指纹淡紫。

答题要求：根据上述摘要，在答题卡上完成书面分析。

【参考答案】

中医疾病诊断（2.5分）：鹅口疮。

中医证型诊断（3分）：虚火上浮证。

中医辨病辨证依据（6分）：患儿有抗生素、激素使用史，口腔内白屑散在，辨病为鹅口疮。久病体质虚弱，津液耗伤，阴虚阳亢，水不制火，虚火上浮，熏蒸口舌，故口腔内白屑散在，周围红晕不著；神疲颧红，手足心热，低热盗汗，舌红苔少，脉细数均为虚火上浮之象。综上，辨证为虚火上浮证。

治法（3分）：滋阴降火。

方剂名称（1.5分）：知柏地黄丸加减。

药物组成、剂量及煎服方法（4分）：知母3g，黄柏3g，熟地黄12g，山茱萸6g，山药6g，茯苓4.5g，牡丹皮4.5g，泽泻4.5g，肉桂1.5g（后下）。3剂，水煎服。日1剂，早晚分服。

病案(例)摘要 29：

马某，女，34 岁，已婚，工人。2019 年 5 月 15 日初诊。

患者平素月经正常，近 3 个月来，经期小腹隐隐作痛，空坠不适，喜揉按，经量少，色淡稀薄，平时神疲乏力，头晕心悸，面色不华，纳少便溏。末次月经：2019 年 5 月 11 日，来诊时月经已净。舌淡苔薄，脉细弱。

答题要求：根据上述摘要，在答题卡上完成书面分析。

【参考答案】

中医疾病诊断（2.5分）：痛经。

中医证型诊断（3分）：气血虚弱证。

中医辨病辨证依据（6分）：患者经期小腹隐隐作痛3个月，辨病为痛经。气血不足，冲任亦虚，胞宫、冲任失于濡养，故经期小腹隐隐作痛，空坠不适，喜揉按；气血两虚，血海未满而溢，故月经量少，色淡稀薄；气虚中阳不振，故神疲乏力，纳少便溏；血虚则无以养心神，荣头面，故面色不华，头晕心悸；舌淡苔薄，脉细弱均是气血两虚之象。综上，辨证为气血虚弱证。

治法（3分）：益气补血止痛。

方剂名称（1.5分）：圣愈汤加香附、延胡索。

药物组成、剂量及煎服方法（4分）：熟地黄20g，川芎8g，人参15g，当归15g，黄芪15g，香附10g，延胡索10g，鸡血藤15g，大枣15g，酸枣仁15g。3剂，水煎服。日1剂，早晚分服。

病案(例)摘要30:

莫某,女,36岁,已婚,职员。2019年6月12日初诊。

患者于半年前无明显诱因出现带下增多,阴道口灼热、疼痛,诊为"带下病",经治疗后症状好转。近半年来,症状反复,带下量多,色淡黄,质黏稠,无臭气,无阴道流血,面色㿠白,神疲乏力,纳少便溏,小便正常,舌淡胖,苔白,脉缓弱。

答题要求:根据上述摘要,在答题卡上完成书面分析。

【参考答案】

中医疾病诊断（2.5分）：带下病（带下过多）。

中医证型诊断（3分）：脾虚证。

中医辨病辨证依据（6分）：患者反复带下量多半年，辨病为带下病（带下过多）。脾气虚弱，运化失司，湿邪下注，损伤任带，带脉失约，故带下量多，色淡黄，质黏稠；脾虚中阳不振，故面色㿠白，神疲乏力；脾失健运，故纳少便溏；舌淡胖，苔白，脉缓弱均为脾虚湿阻之征。综上，辨证为脾虚证。

治法（3分）：健脾益气，升阳除湿。

方剂名称（1.5分）：完带汤加减。

药物组成、剂量及煎服方法（4分）：白术30g，山药30g，人参6g，白芍15g，车前子9g（包煎），苍术9g，甘草3g，陈皮2g，黑芥穗2g，柴胡2g。3剂，水煎服。日1剂，早晚分服。

病案(例)摘要 31：

洛某，男，4 岁。2016 年 4 月 16 日初诊。

患儿 2 天前口腔及手足部发生疱疹，伴发热，头痛，咳嗽，纳差，恶心。2 周前有手足口病接触史。现症：高热不退，烦躁口渴，小便黄赤，大便秘结，手、足、口部及四肢、臀部疱疹，痛痒剧烈，拒食，疱疹色泽紫暗，分布稠密，根盘红晕显著，疱液浑浊，舌质红绛，苔黄厚腻，脉滑数。

答题要求：根据上述摘要，在答题卡上完成书面分析。

【参考答案】

中医疾病诊断（2.5分）：手足口病。

中医证型诊断（3分）：湿热蒸盛证。

中医辨病辨证依据（6分）：患儿2周前有手足口病接触史。口腔及手足部发生疱疹2天，伴发热，头痛，咳嗽，纳差，恶心，辨病为手足口病。体虚邪盛，湿热蕴结肺脾，故全身症状重，高热不退；热邪耗伤津液，故烦躁口渴，小便黄赤，大便秘结；湿热外透，则手、足、口部及四肢、臀部可见疱疹，疱疹色泽紫暗，分布稠密，根盘红晕显著；舌质红绛，苔黄厚腻，脉滑数均为湿热壅盛之象。综上，辨证为湿热蒸盛证。

治法（3分）：清热凉营，解毒祛湿。

方剂名称（1.5分）：清瘟败毒饮加减。

药物组成、剂量及煎服方法（4分）：生石膏16g（先煎），小生地4g，乌犀角6g（水牛角代），真川连2g，生栀子4g，桔梗4g，黄芩4g，知母4g，赤芍4g，玄参4g，连翘4g，竹叶4g，甘草4g，丹皮4g。3剂，水煎服。日1剂，早晚分服。

病案(例)摘要 32：

王某，女，28 岁，已婚，公务员。2019 年 8 月 18 日初诊。

患者右下腹痛 36 小时，伴发热 12 小时。纳呆，恶心，呕吐一次，为胃内容物，二便正常，月经史无异常，末次月经 8 月 2 日。查体：T 38.4℃，右下腹压痛、反跳痛、腹皮挛急。舌红，苔黄腻，脉滑数。血常规示 WBC $15 \times 10^9/L$，中性粒细胞 85%，尿常规正常。

答题要求：根据上述摘要，在答题卡上完成书面分析。

【参考答案】

中医疾病诊断（2.5分）：肠痈。

中医证型诊断（3分）：湿热证。

中医辨病辨证依据（6分）：患者右下腹痛36小时，伴发热12小时，恶心、呕吐1次，查体示右下腹压痛、反跳痛、腹皮挛急，血常规示白细胞、中性粒细胞增高，辨病为肠痈。湿热蕴结于脾胃，故纳呆、恶心呕吐；肠道传化失司，糟粕停滞，瘀久化热，故发热；舌红，苔黄腻，脉滑数均为湿热之象。综上，辨证为湿热证。

治法（3分）：通腑泻热，解毒利湿透脓。

方剂名称（1.5分）：复方大柴胡汤加减。

药物组成、剂量及煎服方法（4分）：柴胡9g，黄芩9g，枳壳6g，川楝子9g，生大黄9g（后下），延胡索9g，白芍9g，蒲公英15g，木香6g，丹参15g，生甘草6g，黄连5g，生石膏15g（先煎）。3剂，水煎服。日1剂，早晚分服。

病案（例）摘要 33：

陆某，女，50 岁，已婚，农民。2016 年 8 月 14 日初诊。

患者月经紊乱 1 年，经量多，色暗，有块，面色晦暗，精神萎靡，形寒肢冷，腰膝酸冷，纳呆腹胀，大便溏薄，面浮肢肿，夜尿多，带下清稀，舌胖嫩，边有齿痕，苔薄白，脉沉细无力。

答题要求：根据上述摘要，在答题卡上完成书面分析。

【参考答案】

中医疾病诊断（2.5分）：绝经前后诸证。

中医证型诊断（3分）：肾阳虚证。

中医辨病辨证依据（6分）：患者50岁，月经紊乱1年，精神萎靡，形寒肢冷，腰膝酸冷，辨病为绝经前后诸证。肾阳亏虚，冲任失司，故月经紊乱；肾阳虚，经脉失于温煦，故面色晦暗，精神萎靡，形寒肢冷，腰膝酸冷；肾阳虚不能温运脾土，脾失健运，故纳呆腹胀，大便溏薄；膀胱气化失常，故夜尿多；阳虚水湿内停，下注冲任，故带下清稀；舌胖嫩，边有齿痕，苔薄白，脉沉细无力均为肾阳亏虚之象。综上，辨证为肾阳虚证。

治法（3分）：温肾扶阳，佐以温中健脾。

方剂名称（1.5分）：右归丸加减。

药物组成、剂量及煎服方法（4分）：熟地黄24g，山药12g，山茱萸9g，枸杞子12g，菟丝子12g，鹿角胶12g（烊化兑服），杜仲12g，肉桂6g（后下），当归9g，制附子6g（先煎），人参9g，甘草9g，白术9g。3剂，水煎服。日1剂，早晚分服。

病案（例）摘要34：

周某，女，35岁，已婚，教师。2018年9月2日初诊。

患者乳房肿块伴疼痛半年，肿块和疼痛随喜怒消长，伴有胸闷胁痛，善郁易怒，失眠多梦，心烦口苦，月经史无异常。查体：双侧乳房外上象限触及片块样肿块，质地中等，表面光滑，活动度好，有压痛，舌苔薄黄，脉弦滑。

答题要求：根据上述摘要，在答题卡上完成书面分析。

【参考答案】

中医疾病诊断（2.5分）：乳癖。

中医证型诊断（3分）：肝郁痰凝证。

中医辨病辨证依据（6分）：患者乳房肿块伴疼痛半年，肿块和疼痛随喜怒消长，辨病为乳癖。情志不畅，肝郁气滞，脾失健运，痰浊内生，气血瘀滞，痰凝瘀血阻于乳络，故乳房肿块伴疼痛；肝郁不舒，故胸闷胁痛，善郁易怒；肝失疏泄，郁而化热，热扰心神，故失眠多梦，心烦；肝胆失于疏泄，故口苦；苔薄黄，脉弦滑均为肝郁痰阻之象。综上，辨证为肝郁痰凝证。

治法（3分）：疏肝解郁，化痰散结。

方剂名称（1.5分）：逍遥蒌贝散加减。

药物组成、剂量及煎服方法（4分）：柴胡15g，郁金15g，当归10g，白芍10g，茯苓10g，白术15g，瓜蒌10g，半夏6g，制南星6g，山栀10g，牡丹皮10g，黄芩10g。3剂，水煎服。日1剂，早晚分服。

病案（例）摘要 35：

涂某，女，48 岁，已婚，农民。2019 年 8 月 23 日初诊。

患者有盆腔炎症病史。1 年前遭遇车祸导致下肢骨折后长期卧病在床。3 个月前感带下量减少，阴中干涩痒痛，未经治疗。现症：带下量少，阴部干涩灼痛，伴阴痒，头晕耳鸣，腰膝酸软，烘热汗出，烦热胸闷，夜寐不安，小便黄，大便干结，舌红少苔，脉细数。

答题要求：根据上述摘要，在答题卡上完成书面分析。

【参考答案】

中医疾病诊断（2.5分）：带下病（带下过少）。

中医证型诊断（3分）：肝肾亏损证。

中医辨病辨证依据（6分）：患者带下量少，阴中干涩痒痛3个月，辨病为带下病（带下过少）。肝肾亏损，阴液不充，任带失养，不能润泽阴道，故带下量少，阴痒；阴虚内热灼津耗液，故阴部干涩灼痛；清窍失养，故头晕耳鸣；肾虚外府失养，故腰膝酸软；肝肾阴虚，虚热内生，故烘热汗出，夜寐不安，小便黄，大便干结；舌红少苔，脉细数均为肝肾阴虚之象。综上，辨证为肝肾亏损证。

治法（3分）：滋补肝肾，养精益血。

方剂名称（1.5分）：左归丸加知母、肉苁蓉、紫河车、麦冬。

药物组成、剂量及煎服方法（4分）：熟地黄24g，山药12g，枸杞12g，山茱萸12g，川牛膝9g，鹿角胶12g（烊化兑服），龟板胶12g（烊化兑服），菟丝子12g，知母12g，肉苁蓉10g，紫河车3g，麦冬12g。7剂，水煎服。日1剂，早晚分服。

病案（例）摘要 36：

何某，男，42 岁，已婚，干部。2019 年 9 月 10 日初诊。

患者便血 1 个月，平时嗜食辛辣。便血色鲜，量较多，血便不相混，便时硬核脱出肛门外，便后可自行回纳，肛门灼热，重坠不适。查体：肛门指检于截石位 3、7、11 点见光滑的团块，质软无压痛。舌苔黄腻，脉弦数。

答题要求：根据上述摘要，在答题卡上完成书面分析。

【参考答案】

中医疾病诊断（2.5分）：痔（内痔）。

中医证型诊断（3分）：湿热下注证。

中医辨病辨证依据（6分）：患者便血1个月，便时硬核脱出肛外，肛门不适感，辨病为痔（内痔）。患者平素嗜食辛辣，酿成湿热。湿热下迫大肠，迫血妄行，故大便下血；热邪炽盛，故便血色鲜，量较多，肛门灼热；湿热蕴结，经络阻塞，气血瘀滞，故硬核肿物脱出；湿性重浊，故肛门重坠不适；舌苔黄腻，脉弦数均为湿热之象。综上，辨证为湿热下注证。

治法（3分）：清热利湿止血。

方剂名称（1.5分）：脏连丸加减。

药物组成、剂量及煎服方法（4分）：黄连12g，生地黄18g，当归9g，川芎6g，白芍6g，赤芍6g，槐角6g，槐米6g，穿山甲6g，猪大肠1段，地榆炭9g，仙鹤草6g，白头翁9g。炼蜜为丸，每服9g，晨饭前空腹以白开水送下，日1次。

病案(例)摘要 37：

高某，男，5 岁。2018 年 11 月 3 日初诊。

患儿腹泻 3 周，病初每日泻十余次，经治疗好转。但近日大便仍清稀，色淡不臭，每日 4 ~ 5 次，常于食后作泻，时轻时重，面色萎黄，形体消瘦，神疲倦怠，舌淡苔白，脉缓弱。

答题要求：根据上述摘要，在答题卡上完成书面分析。

【参考答案】

中医疾病诊断（2.5 分）：小儿泄泻。

中医证型诊断（3 分）：脾虚泻证。

中医辨病辨证依据（6 分）：患儿腹泻 3 周，辨病为小儿泄泻。脾胃虚弱，运化失职，故大便清稀，色淡不臭；脾虚运纳无权，故食后作泻，时轻时重；脾气亏虚，故面色萎黄，形体消瘦，神疲倦怠；舌淡苔白，脉缓弱均为脾虚之象。综上，辨证为脾虚泻证。

治法（3 分）：健脾益气，助运止泻。

方剂名称（1.5 分）：参苓白术散加减。

药物组成、剂量及煎服方法（4 分）：党参 10g，白术 10g，茯苓 10g，山药 10g，莲子肉 6g，扁豆 8g，薏苡仁 6g，砂仁 4g（后下），桔梗 4g，甘草 7g。3 剂，水煎服。日 1 剂，早晚分服。

病案（例）摘要 38：

高某，男，38 岁，已婚，干部。2016 年 3 月 18 日初诊。

患者饮食稍有不节即皮肤瘙痒反复发作 2 个月，抓后糜烂渗出，伴纳少，腹胀便溏，肢乏。查体：皮损潮红，丘疹，对称分布，可见鳞屑。舌淡胖，苔白腻，脉濡缓。

答题要求：根据上述摘要，在答题卡上完成书面分析。

【参考答案】

中医疾病诊断（2.5分）：湿疮。

中医证型诊断（3分）：脾虚湿蕴证。

中医辨病辨证依据（6分）：患者皮肤瘙痒反复发作2个月，抓后糜烂渗出，查体示皮损潮红，丘疹，对称分布，辨病为湿疮。脾胃虚弱，运化失司，故纳少，腹胀便溏；脾主四肢，脾虚，故肢乏；舌淡胖，苔白腻，脉濡缓均为脾虚湿阻之象。综上，辨证为脾虚湿蕴证。

治法（3分）：健脾利湿止痒。

方剂名称（1.5分）：除湿胃苓汤加减。

药物组成、剂量及煎服方法（4分）：防风3g，苍术3g，白术3g，赤茯苓3g，陈皮3g，厚朴3g，猪苓3g，山栀3g，木通3g，泽泻3g，滑石3g（先煎），甘草2g，山药3g，生薏苡仁3g，车前草3g，茵陈3g，徐长卿3g。3剂，水煎服。日1剂，早晚分服。

病案(例)摘要 39:

杨某,男,47 岁,已婚,司机。2019 年 3 月 5 日初诊。

患者平素嗜食醇酒厚味,且长期便秘。一周前如厕出现便血,血色淡,肛内有肿物脱出。至当地医院就诊,指诊可触及柔软、表面光滑、无压痛的黏膜隆起。窥肛镜下见齿状线上黏膜呈半球状隆起,色深红。现症:肛门松弛,痔核脱出须手法复位,便血色淡,面白少华,神疲乏力,纳少便溏。舌淡,苔薄白,脉弱。

答题要求:根据上述摘要,在答题卡上完成书面分析。

【参考答案】

中医疾病诊断（2.5分）：痔（内痔）。

中医证型诊断（3分）：脾虚气陷证。

中医辨病辨证依据（6分）：患者便血，肛内有肿物脱出，窥肛镜下见齿状线上黏膜呈半球状隆起，辨病为痔（内痔）。饮食不节，损伤脾胃，脾气虚弱，无力升举，故肛内有肿物脱出；气血生化乏源，故便血色淡；脾气虚，故面白少华，神疲乏力；运化失司，故纳少便溏；舌淡，苔薄白，脉弱均为脾虚之象。综上，辨证为脾虚气陷证。

治法（3分）：补中益气，升阳举陷。

方剂名称（1.5分）：补中益气汤加减。

药物组成、剂量及煎服方法（4分）：黄芪18g，甘草9g，人参9g，当归3g，橘皮6g，升麻6g，柴胡6g，白术9g。3剂，水煎服。日1剂，早晚分服。

病案(例)摘要40:

童某，女，29岁，已婚，教师。2016年9月8日初诊。

患者末次月经7月28日。9月8日患者因腹痛就诊，诊断为"胃肠炎"，未做特殊处理。因患者腹痛未止，9月19日又见阴道出血，遂再次就诊。现症：阴道少量流血，色鲜红，无血块，小腹痛，口干咽燥，小便短黄，大便秘结。尿妊娠试验阳性。B超示宫内妊娠6+周，胎儿存活。舌质红，苔微黄干，脉滑数。

答题要求：根据上述摘要，在答题卡上完成书面分析。

【参考答案】

中医疾病诊断（2.5分）：胎动不安。

中医证型诊断（3分）：血热证。

中医辨病辨证依据（6分）：患者妊娠期间腹痛12天，阴道出血1天，辨病为胎动不安。热伏冲任，迫血妄行，故阴道少量流血；热邪炽盛，故色鲜红，无血块；损伤胎气，故小腹痛；血为热灼，伤及津液，故口干咽燥，小便短黄，大便秘结；舌红，苔黄而干，脉滑数均为血热之象。综上，辨证为血热证。

治法（3分）：滋阴清热，养血安胎。

方剂名称（1.5分）：保阴煎加苎麻根。

药物组成、剂量及煎服方法（4分）：生地黄6g，熟地黄6g，芍药6g，山药4.5g，续断4.5g，黄芩4.5g，黄柏4.5g，生甘草3g，苎麻根10g。3剂，水煎服。日1剂，早晚分服。

第二站　中医临证

一、中医望、闻、脉诊技术的操作

考查中医望、闻、脉诊技术的具体操作方法。每份试卷 1 题，每题 10 分，共 10 分。

1. 叙述并演示脉诊的操作方法，汇报诊查结果并说明其脉象特征及临床意义。

【参考答案】

①患者体位：取正坐位或仰卧位，前臂自然向前平展，与心脏置于同一水平，手腕伸直，手掌向上，手指微微弯曲，在腕关节下面垫一松软的脉枕。②医生指法：选指：用左手或右手的食指、中指和无名指三个手指指目诊察。诊脉者的手指指端要平齐，手指略呈弓形，与受诊者体表约呈45°为宜。布指：中指定关，先以中指按在掌后高骨内侧动脉处，然后食指按在关前定寸，无名指按在关后定尺。布指的疏密要与患者手臂长短与医生手指粗细相适应。定寸时可选取太渊穴所在位置，定尺时可考虑按寸到关的距离确定关到尺的长度以明确尺的位置。运指：运用指力的轻重、挪移及布指变化以体察脉象，常用的指法有举、按、寻、循、总按和单诊等，注意诊察患者的脉位（浮沉、长短）、脉次（至数与均匀度）、脉形（大小、软硬、紧张度等）、脉势（强弱与流利度）及左右手寸关尺各部表现。③平息：一方面，医生保持呼吸调匀，清心宁神，可以自己的呼吸计算病人的脉搏至数；另一方面，平息有利于医生思想集中，可以仔细地辨别脉象。④切脉时间：一般每次诊脉每手应不少于1分钟，两手以3分钟左右为宜。诊脉时应注意每次诊脉的时间至少应在五十动。⑤脉象特征及临床意义应根据实际情况分析。

2. 叙述并演示舌诊的操作方法，汇报诊查结果并说明其舌象特征及临床意义。

【参考答案】

①医者的姿势可略高于病人，保证视野平面略高于病人的舌面，以便俯视舌面。②注意光线必须直接照射于舌面，使舌面明亮，以便于正确进行观察。③先察舌质，再察舌苔。察舌质时先察舌色，再察舌形，次察舌态。察舌苔时，先察苔色，再察苔质，次察舌苔分布。对舌分部观察时，先看舌尖，再看舌中舌边，最后观察舌根部。④望舌时做到迅速敏捷，全面准确，时间不可太长，一般不宜超过30秒。若一次望舌判断不准确，可让病人休息3~5分钟后重新望舌。⑤对病人伸舌时不符合要求的姿势，医生应予以纠正。⑥当舌苔过厚，或者出现与病情不相符合的苔质、苔色，为确定其有根、无根，或是否染苔等，可结合揩舌或刮舌法，也可直接询问患者在望舌前的饮食、服用药物等情况，以便正确判断。⑦望舌过程中还可穿插对舌部味觉、感觉等情况的询问，以便全面掌握舌诊资料。⑧观察舌下络脉：嘱病人尽量张口，舌尖向上腭方向翘起并轻轻抵于上腭，舌体自然放松，勿用力太过，使舌下络脉充分暴露。首先观察舌系带两侧大络脉的颜色、长短、粗细，有无怒张、弯曲等异常改变，然后观察周围细小络脉的颜色和形态有无异常。⑨舌象特征及临床意义应根据实际情况分析。

3. 叙述并演示望小儿食指络脉的操作方法。

【参考答案】

让家长抱小儿于光线明亮处，医生用左手拇指和食指握住小儿食指末端，以右手拇指在小儿食指掌侧前缘从指尖向指根部推擦数次，即从命关向气关、风关直推，络脉愈推愈明显，直至医者可以看清络脉为止，注意用力要适中，以络脉可以显见为宜。病重患儿，络脉十分显著，不推即可观察。观察络脉显现部位的浅深（浮沉）及所在食指的位置，络脉的形状（络脉支数的多少、络脉的粗细等）、色泽（红、紫、青、黑）及淡滞（浅淡、浓滞）。正常小儿食指络脉的表现：浅红微黄，隐现于风关之内，既不明显浮露，也不超出风关。对小儿异常食指络脉的观察，应注意其沉浮、颜色、长短、形状四个方面的变化。

4. 叙述并演示腹部望诊的操作方法。

【参考答案】

观察腹部是否平坦，注意有无胀大、凹陷及局部膨隆。观察腹式呼吸是否存在或有无异常。观察腹壁有无青筋暴露、怒张及突起等。

5. 叙述并演示虚里按诊的操作方法。

【参考答案】

一般病人采取坐位和仰卧位，医生位于病人右侧，用右手全掌或指腹平抚左乳下第4、5肋间，乳头下稍内侧的心尖搏动处，并调节压力，注意诊察其动气之强弱、至数和聚散等。按诊内容包括有无搏动、搏动部位及范围、搏动强度和节律、频率、聚散等。

6. 叙述并演示尺肤诊的操作方法。

【参考答案】

按尺肤时受检者可采取坐位或仰卧位。诊左尺肤时，医生用右手握住病人上臂近肘处，左手握住病人手掌，同时向桡侧转前臂，使前臂内侧面向上平放，尺肤部充分暴露，医生用指腹或手掌平贴尺肤处并上下滑动来感觉尺肤的寒热、滑涩、缓急（紧张度）。诊右尺肤时，医生操作手法同上，左、右手置换位置，方向相反。

二、针灸常用腧穴定位

考查针灸腧穴体表定位。本类考题与中医临床技术操作结合作答。每份试卷 1 题，每题 10 分，共 10 分。

三、中医临床技术操作

考查针灸、拔罐、推拿等临床技术操作。本类考题与针灸常用腧穴定位结合作答。每份试卷 1 题，每题 10 分，共 10 分。

1. 女性，63 岁。心悸 5 个月。拟取少府、郄门等穴施治。

答题要求：叙述少府、郄门的定位，并在被检者身上取穴；在模型上行指切进针法刺郄门穴。

【参考答案】

少府：在手掌，横平第 5 掌指关节近端，第 4、5 掌骨之间。

郄门：在前臂前区，腕掌侧远端横纹上 5 寸，掌长肌腱与桡侧腕屈肌腱之间。

指切进针法：①郄门穴处皮肤、医生双手常规消毒。②押手拇指或食指指甲切掐郄门穴处皮肤。③刺手拇、食、中指三指指腹持针。④将针身紧贴押手指甲缘快速直刺 0.5～1 寸。

2. 男性，45 岁。便秘 2 个月。拟取上巨虚、大横等穴施治。

答题要求：叙述上巨虚、大横的定位，并在被检者身上取穴；在模型上行平补平泻法刺上巨虚穴。

【参考答案】

上巨虚：在小腿外侧，犊鼻下6寸，犊鼻与解溪连线上。

大横：在腹部，脐中旁开4寸。

平补平泻法：①直刺1~2寸，针下得气。②施予均匀的提插、捻转手法，即每次提插的幅度、捻转的角度要基本一致，频率适中，节律和缓，针感强弱适当。

3. 男性，33 岁。咳嗽，气喘 3 天。拟取肺俞、列缺等穴施治。

答题要求：叙述肺俞、列缺的定位，并在被检者身上取穴；在模型上行单手进针法刺肺俞穴。

【参考答案】

肺俞：在脊柱区，第3胸椎棘突下，后正中线旁开1.5寸。

列缺：在前臂，腕掌侧远端横纹上1.5寸，拇短伸肌腱与拇长展肌腱之间，拇长展肌腱沟的凹陷中。

单手进针法：①肺俞穴处皮肤、医生双手常规消毒。②拇、食指指腹持针，中指指腹抵住针身下段，使中指端比针尖略长出或齐平。③中指指端紧抵肺俞穴处皮肤。④拇、食指向下用力按压刺入，中指随之屈曲，快速斜刺0.5~0.8寸，刺入时应保持针身直而不弯。

4. 女性，37 岁。间断胁肋胀痛 1 年。拟取期门、阳陵泉等穴施治。

答题要求：叙述期门、阳陵泉的定位，并在被检者身上取穴；在模型上行单手进针法刺阳陵泉穴，并配合弹法。

【参考答案】

期门：在胸部，第6肋间隙，前正中线旁开4寸。

阳陵泉：在小腿外侧，腓骨头前下方凹陷中。

单手进针法、弹法：①阳陵泉穴处皮肤、医生双手常规消毒。②拇、食指指腹持针，中指指腹抵住针身下段，使中指指端比针尖略长出或齐平。③中指指端紧抵阳陵泉穴处皮肤。④拇、食指向下用力按压刺入，中指随之屈曲，快速直刺1~1.5寸，刺入时应保持针身直而不弯。⑤以拇指与食指相交呈环状，食指指甲缘轻抵拇指指腹。⑥将食指指甲面对准针柄或针尾，轻轻弹叩，使针体微微震颤。也可以拇指与其他手指配合进行操作。⑦弹叩数次。

5. 女性，48 岁。目赤肿痛 3 天。拟取风池、外关等穴施治。

答题要求：叙述风池、外关的定位，并在被检者身上取穴；在模型上行单手进针法刺外关穴，并配合迎随泻法。

【参考答案】

风池：在颈后区，枕骨之下，胸锁乳突肌上端与斜方肌上端之间的凹陷中。

外关：在前臂后区，腕背侧远端横纹上2寸，尺骨与桡骨间隙中点。

单手进针法、迎随泻法：①外关穴处皮肤、医生双手常规消毒。②拇、食指指腹持针，中指指腹抵住针身下段，使中指指端比针尖略长出或齐平。③中指指端紧抵外关穴处皮肤。④拇、食指向下用力按压刺入，中指随之屈曲，进针时，针尖迎着经脉循行来的方向，快速直刺0.5~1.0寸，刺入时应保持针身直而不弯。

6. 男性，36 岁。胃痛 2 天。拟取梁丘、中脘等穴施治。

答题要求：叙述梁丘、中脘的定位，并在被检者身上取穴；在模型上行隔姜灸中脘穴。

【参考答案】

梁丘：在股前区，髌底上2寸，股外侧肌与股直肌腱之间。

中脘：在上腹部，脐中上4寸，前正中线上。

隔姜灸：①切取生姜片，每片直径2~3cm，厚0.2~0.3cm，中间以针刺数孔。②选取仰卧位，充分暴露中脘穴。③将姜片置于中脘穴上，把艾炷置于姜片中心，点燃艾炷尖端，任其自燃。④如患者感觉局部灼痛不可耐受，术者可用镊子将姜片一侧夹住端起，稍待片刻，重新放下再灸。⑤艾炷燃尽，除去艾灰，更换艾炷，依前法再灸。施灸数壮后，姜片焦干萎缩，应置换姜片。⑥一般每穴灸6~9壮，至局部皮肤潮红而不起疱为度。灸毕去除姜片及艾灰。

7. 女性，62岁。半身不遂2年。拟取通里、环跳等穴施治。

答题要求：叙述通里、环跳的定位，并在被检者身上取穴；在模型上行夹持进针法刺环跳穴。

【参考答案】

通里：在前臂前区，腕掌侧远端横纹上 1 寸，尺侧腕屈肌腱的桡侧缘。

环跳：在臀区，股骨大转子最凸点与骶管裂孔连线的外 1/3 与内 2/3 交点处。

夹持进针法：①环跳穴处皮肤、医生双手常规消毒。②押手拇、食指持消毒干棉球裹住针身下段，以针尖端露出 0.3~0.5cm 为宜；刺手拇、食、中三指指腹夹持针柄，使针身垂直。③将针尖固定在环跳穴处皮肤表面，刺手捻转针柄，押手下压，双手配合，同时用力，迅速将针刺入腧穴皮下 2~3 寸。

8. 男性，42 岁。胁痛反复发作 2 个月。拟取支沟、阳陵泉等穴施治。

答题要求：叙述支沟、阳陵泉的定位，并在被检者身上取穴；在模型上行单手进针法刺阳陵泉穴，并配合摇法。

【参考答案】

支沟：在前臂后区，腕背侧远端横纹上3寸，尺骨与桡骨间隙中点。

阳陵泉：在小腿外侧，腓骨头前下方凹陷中。

单手进针法、摇法：①阳陵泉穴处皮肤、医生双手常规消毒。②拇、食指指腹持针，中指指腹抵住针身下段，使中指指端比针尖略长出或齐平。③中指指端紧抵阳陵泉穴处皮肤。④拇、食指向下用力按压刺入，中指随之屈曲，快速直刺1~1.5寸，刺入时应保持针身直而不弯。⑤手持针柄，如摇辘轳状呈划圈样摇动，或如摇橹状进行前后／左右的摇动。⑥反复摇动数次。

9. 女性，30 岁。泄泻 2 天。拟取大肠俞、关元等穴施治。

答题要求：叙述大肠俞、关元的定位，并在被检者身上取穴；在模型上对大肠俞行提插补法。

【参考答案】

大肠俞：在脊柱区，第 4 腰椎棘突下，后正中线旁开 1.5 寸。

关元：在下腹部，脐中下 3 寸，前正中线上。

提插补法：①进针直刺 0.8～1.2 寸，行针得气。②先浅后深，重插轻提，提插幅度小，频率慢。③反复提插。④操作时间短。

10. 女性，26 岁。风疹反复发作 3 个月。拟取大椎、曲池等穴施治。

答题要求：叙述大椎、曲池的定位，并在被检者身上取穴；在模型上对大椎穴行刺络拔罐法。

【参考答案】

大椎：在脊柱区，第 7 颈椎棘突下凹陷中，后正中线上。

曲池：在肘区，尺泽与肱骨外上髁连线的中点处。

刺络拔罐法：①嘱患者取俯卧位，充分暴露大椎穴。②选择大小适宜的玻璃罐备用。③医者戴消毒手套，用碘伏消毒大椎穴处皮肤，持三棱针（或一次性注射针头）点刺局部出血，或用皮肤针叩刺出血。④用闪火法留罐，留置 5～15 分钟后起罐。⑤起罐时不能迅猛，避免罐内污血喷射而污染周围环境。用消毒棉签清理皮肤上残存血液，清洗火罐后进行消毒处理。

11. 男性，58 岁。眩晕 2 天。拟取印堂、太冲等穴施治。

答题要求：叙述印堂、太冲的定位，并在被检者身上取穴；在模型上行提捏进针法刺印堂穴。

【参考答案】

印堂：在头部，两眉毛内侧端中间的凹陷中。

太冲：在足背，第1、2跖骨间，跖骨底结合部前方凹陷中，或触及动脉搏动处。

提捏进针法：①印堂穴处皮肤、医生双手常规消毒。②押手拇、食指轻轻提捏印堂穴近旁的皮肉，提捏的力度大小要适当。③刺手拇、食、中指三指指腹持针。④平刺 0.3 ~ 0.5 寸。

12. 女性，35 岁。不孕 2 年。拟取中极、三阴交等穴施治。

答题要求：叙述中极、三阴交的定位，并在被检者身上取穴；在模型上行舒张进针法刺中极穴。

【参考答案】

中极：在下腹部，脐中下4寸，前正中线上。

三阴交：在小腿内侧，内踝尖上3寸，胫骨内侧缘后际。

舒张进针法：①中极穴处皮肤，医生双手常规消毒。②以押手拇、食指或食、中指把中极穴处皮肤向两侧轻轻撑开，使之绷紧，两指间的距离要适当。③刺手拇、食、中指三指指腹持针。④于押手两指间的腧穴处迅速直刺1~1.5寸。

13. 女性，59 岁。不寐 1 月余。拟取四神聪、照海等穴施治。

答题要求：叙述四神聪、照海的定位，并在被检者身上取穴；在模型上对照海穴行捻转补法。

【参考答案】

四神聪：在头部，百会前后左右各旁开1寸，共4穴。

照海：在踝区，内踝尖下1寸，内踝下缘边际凹陷中。

捻转补法：①进针直刺0.5~0.8寸，行针得气。②捻转角度小，频率慢，用力轻。结合拇指向前、食指向后（左转）用力为主。③反复捻转。④操作时间短。

14. 女性，36 岁。月经不调 5 个月。拟取肾俞、三阴交等穴施治。

答题要求：叙述肾俞、三阴交的定位，并在被检者身上取穴；在模型上行温和灸肾俞穴。

【参考答案】

肾俞：在脊柱区，第 2 腰椎棘突下，后正中线旁开 1.5 寸。

三阴交：在小腿内侧，内踝尖上 3 寸，胫骨内侧缘后际。

温和灸：①选取俯卧位，充分暴露肾俞穴。②选用纯艾卷，将其一端点燃。③术者手持艾卷的中上部，将艾卷燃烧端对准肾俞穴，距腧穴皮肤 2～3cm 进行熏烤，艾卷与施灸处皮肤的距离应保持相对固定。④灸至局部皮肤出现红晕，有温热感而无灼痛为度，一般灸 10～15 分钟。⑤灸毕熄灭艾火。

15. 男性，28 岁。呕吐 2 天。拟取内关、足三里等穴施治。

答题要求：叙述内关、足三里的定位，并在被检者身上取穴；在模型上对足三里穴行震颤法。

【参考答案】

内关：在前臂前区，腕掌侧远端横纹上 2 寸，掌长肌腱与桡侧腕屈肌腱之间。

足三里：在小腿外侧，犊鼻下 3 寸，犊鼻与解溪连线上。

震颤法：①进针直刺 1～2 寸。②刺手拇、食二指或拇、食、中指夹持针柄。③小幅度、快频率地提插、捻转，如手颤之状，使针身微微颤动。

16. 女性，40岁。腹痛3天。拟取阴陵泉、大肠俞等穴施治。

答题要求：叙述阴陵泉、大肠俞的定位，并在被检者身上取穴；在模型上对大肠俞穴行温针灸。

【参考答案】

阴陵泉：在小腿内侧，胫骨内侧髁下缘与胫骨内侧缘之间的凹陷中。

大肠俞：在脊柱区，第 4 腰椎棘突下，后正中线旁开 1.5 寸。

温针灸：①准备艾卷或艾绒。截取 2cm 艾卷一段，将一端中心扎一小孔，深 1～1.5cm。也可选用艾绒，艾绒要柔软，易搓捏。②选取俯卧位，充分暴露大肠俞穴。③大肠俞穴常规消毒，直刺进针 0.8～1.2 寸，行针得气，将针留在适当的深度。④将艾卷有孔的一端经针尾插套在针柄上，插牢，不可偏歪。或将少许艾绒搓捏在针尾上，要捏紧，不可松散，以免滑落，点燃施灸。⑤待艾卷或艾绒完全燃尽成灰时，将针稍倾斜，把艾灰撑落在容器中，每次可施灸 1～3 壮。⑥待针柄冷却后出针。

围绕主诉，采集现病史及相关病史。每份试卷 1 题，每题 10 分，共 10 分。

1. 患者，男，45 岁。咳嗽，伴咳痰 2 周。

【参考答案】

（1）现病史

1）主诉及相关的鉴别诊断。

①发病的病因和诱因。

②根据主诉询问（性质、程度、持续时间、加重与缓解因素，以前有无类似发作）。

③伴随症状询问（根据本系统相关病史询问如头痛、恶寒、发热、胸闷等）。

④发病以来饮食、睡眠、二便、体重有无变化。

2）诊疗经过

①是否做过诊治，做过哪些检查，如血常规、肺功能、胸部 X 线、胸部 CT 等。

②治疗和用药情况，如用过药物治疗，是哪一种，效果如何。

（2）相关病史

1）药物、食物过敏史。

2）与该病有关的其他病史，既往类似发作，手术外伤史，有无高血压、糖尿病、结核病或服用免疫抑制剂病史，有无烟酒嗜好，有无肿瘤病家族史，婚育史及不洁性交史。

2. 患者，女，30 岁。产后 3 天，寒战高热 2 小时。

【参考答案】

（1）现病史

1）主诉及相关的鉴别诊断

①发病的病因和诱因。

②根据主诉询问（性质、程度、持续时间、加重与缓解因素，以前有无类似发作）。

③伴随症状询问（根据本系统相关病史询问如头痛、恶心、呕吐、恶寒等）。

④发病以来饮食、睡眠、二便、体重有无变化。

2）诊疗经过

①是否做过诊治，做过哪些检查，如 B 型超声、CT 等。

②治疗和用药情况，如是否应用过抗生素治疗，用过，是哪一种，效果如何。

（2）相关病史

1）药物、食物过敏史。

2）与该病有关的其他病史，既往类似发作，手术外伤史，有无糖尿病、结核病、妇科病或服用免疫抑制剂病史，有无烟酒嗜好，有无肿瘤病家族史，月经史、婚育史及不洁性交史。

3. 患者，男，50 岁。喘促短气，呼吸困难 1 个月。

【参考答案】

（1）现病史

1）主诉及相关的鉴别诊断

①发病的病因和诱因。

②根据主诉询问（性质、程度、持续时间、加重与缓解因素，以前有无类似发作）。

③伴随症状询问（根据本系统相关病史询问如胸部胀闷、咳痰、头痛、恶寒、发热等）。

④发病以来饮食、睡眠、二便、体重有无变化。

2）诊疗经过

①是否做过诊治，做过哪些检查，如肺功能、胸部 X 线、胸部 CT 等。

②治疗和用药情况，如用过药物治疗，是哪一种，效果如何。

（2）相关病史

1）药物、食物过敏史。

2）与该病有关的其他病史，既往类似发作，手术外伤史，有无糖尿病、结核病或服用免疫抑制剂病史，有无烟酒嗜好，有无肿瘤病家族史，婚育史及不洁性交史。

4. 患者，男，48 岁。心悸，胸闷伴下肢浮肿 1 月余。

【参考答案】

（1）现病史

1）主诉及相关的鉴别诊断

①发病的病因和诱因。

②根据主诉询问（性质、程度、持续时间、加重与缓解因素，以前有无类似发作）。

③伴随症状询问（根据本系统相关病史询问如恶心、呕吐、心烦、喘促、头晕等）。

④发病以来饮食、睡眠、二便、体重有无变化。

2）诊疗经过

①是否做过诊治，做过哪些检查，如血、尿、粪常规，胸部X线，超声心动图等。

②治疗和用药情况，如用过药物治疗，是哪一种，效果如何。

（2）相关病史

1）药物、食物过敏史。

2）与该病有关的其他病史，既往类似发作，手术外伤史，有无糖尿病、结核病或服用免疫抑制剂病史，有无烟酒嗜好，有无肿瘤病家族史，婚育史及不洁性交史。

5. 患者，女，30 岁。胸痛 1 周。

【参考答案】

（1）现病史

1）主诉及相关的鉴别诊断

①发病的病因和诱因。

②根据主诉询问（疼痛性质如闷痛、钝痛等，疼痛程度，加重及缓解因素，以前有无类似发作）。

③伴随症状询问（根据本系统相关病史询问如发热、咳嗽、咳痰、恶心、呕吐、心悸等）。

④发病以来饮食、睡眠、二便、体重有无变化。

2）诊疗经过

①是否做过诊治，做过哪些检查，如血、尿、粪常规，胸部 X 线，心电图等。

②治疗和用药情况，如用过药物治疗，是哪一种，效果如何。

（2）相关病史

1）药物、食物过敏史。

2）与该病有关的其他病史，既往类似发作，手术外伤史，有无高血压、糖尿病、结核病、妇科病或服用免疫抑制剂病史，有无烟酒嗜好，有无肿瘤病家族史，月经史、婚育史及不洁性交史。

6. 患者，女，40 岁。骨蒸潮热 3 天。

【参考答案】

（1）现病史

1）主诉及相关的鉴别诊断

①发病的病因和诱因。

②根据主诉询问（性质、程度、加重及缓解因素，以前有无类似发作）。

③伴随症状询问（根据本系统相关病史询问如头晕、神疲、自汗、盗汗等）。

④发病以来饮食、睡眠、二便、体重有无变化。

2）诊疗经过

①是否做过诊治，做过哪些检查，如血、尿、粪常规，X线，CT等。

②治疗和用药情况，如用过药物治疗，是哪一种，效果如何。

（2）相关病史

1）药物、食物过敏史。

2）与该病有关的其他病史，既往类似发作，手术外伤史，有无高血压、糖尿病、结核病、妇科病或服用免疫抑制剂病史，有无烟酒嗜好，有无肿瘤病家族史，月经史、婚育史及不洁性交史。

7. 患者，女，25 岁。经行腹痛 7 年。

【参考答案】

（1）现病史

1）根据主诉及相关的鉴别诊断。

①发病的病因和诱因（情志因素、感受外邪、子宫内膜异位症、子宫腺肌病、盆腔炎等）。

②根据主诉询问（疼痛时间、性质、部位、程度，月经期、量、色、质，加重及缓解因素）。

③伴随症状询问（根据本系统相关病史询问，如下腹坠胀、腰酸、乏力等）。

④发病以来饮食、睡眠、二便、体重有无变化。

2）诊疗经过

①是否做过诊治，做过哪些检查，如妇科检查、盆腔 B 超检查等。

②治疗和用药情况，如是否应用过止痛药治疗，如用过，是哪一种，效果如何。

（2）相关病史

1）药物、食物过敏史。

2）与该病有关的其他病史，既往类似发作，手术外伤史，放置宫内节育器，有无妇科病、高血压、心脏病、结核病或服用免疫抑制剂病史，有无烟酒嗜好，月经史、婚育史及不洁性交史。

8. 患者，女，20 岁。转移性右下腹疼痛 12 小时。

【参考答案】

（1）现病史

1）主诉及相关的鉴别诊断

①发病的病因和诱因。

②根据主诉询问（性质、程度、加重及缓解因素，以前有无类似发作）。

③伴随症状询问（根据本系统相关病史询问如发热、恶心、纳减、腹泻等）。

④发病以来饮食、睡眠、二便、体重有无变化。

2）诊疗经过

①是否做过诊治，做过哪些检查，如血常规、腹腔穿刺、CT 等。

②治疗和用药情况，如用过药物治疗，是哪一种，效果如何。

（2）相关病史

1）药物、食物过敏史。

2）与该病有关的其他病史，既往类似发作，手术外伤史，有无高血压、心脏病、妇科病、结核病或服用免疫抑制剂病史，有无烟酒嗜好，月经史、婚育史及不洁性交史。

9. 患者，男，34 岁。排便时肛门肿物脱出 2 天。

【参考答案】

（1）现病史

1）主诉及相关的鉴别诊断

①发病的病因和诱因。

②根据主诉询问（性质、程度、加重及缓解因素，以前有无类似发作）。

③伴随症状询问（根据本系统相关病史询问如肛周瘙痒、肛门灼热、便血等）。

④发病以来饮食、睡眠、二便、体重有无变化。

2）诊疗经过

①是否做过诊治，做过哪些检查，如血、尿、粪常规，肛门指诊、镜检等。

②治疗和用药情况，如用过药物治疗，是哪一种，效果如何。

（2）相关病史

1）药物、食物过敏史。

2）与该病有关的其他病史，既往类似发作，手术外伤史，有无高血压、心脏病、结核病或服用免疫抑制剂病史，有无烟酒嗜好，不洁性交史。

一、疾病的辨证施治

考查疾病的诊断依据、病证鉴别、辨证要点、治疗原则、证治分类，或中医四诊等相关内容。本类考题与本部分第二、三、四考题 4 选 1 抽题作答，每份试卷 1 题，每题 5 分，共 5 分。

1. 患者，男，46 岁。喉中痰鸣如吼，喘而气粗息涌，胸高胁胀，咳呛阵作，咳痰色黄，黏浊稠厚，咳吐不利，口苦，口渴喜饮，汗出，面赤。舌质红，苔黄腻，脉滑数。请根据症状做出疾病、证型诊断，并拟出治法、方药。

【参考答案】

疾病诊断：哮病。

证型诊断：热哮证。

治法：清热宣肺，化痰定喘。

方药：定喘汤或越婢加半夏汤加减。

2. 患者，女，48岁。脘腹冷痛，呕吐清水，大便溏泻，小便清长，畏寒肢冷，面色苍白，舌淡白，苔白润，脉沉迟。请根据八纲辨证判断其证型，并回答淡白舌、沉迟脉的临床意义。

【参考答案】

证型：里寒证。

淡白舌：主虚证、寒证或气血两亏。

沉迟脉：多见于里寒证。

3. 患者，男，55 岁。起病缓慢，逐渐出现肢体痿软无力，继而出现步履全废，肌肉逐渐萎缩，口干咽燥，舌质红少苔，脉细数。本病诊断何病？与"偏枯"如何鉴别？《内经》对本病治疗的重要观点是什么？

【参考答案】

疾病诊断：痿证。

病证鉴别：偏枯亦称半身不遂，是中风症状，病见一侧上下肢偏废不用，常伴有语言謇涩、口眼歪斜，久则患肢肌肉枯瘦，其瘫痪是由于中风而致，二者临床不难鉴别。

《内经》对本病治疗的重要观点："治痿者独取阳明"。

4. 叙述促、结、代脉的脉象特征及临床意义。

【参考答案】

促脉：数而时一止，止无定数。主阳热亢盛，瘀滞、痰食停积，脏气衰败。

结脉：迟而时一止，止无定数。主阴盛气结，寒凝瘀血，气血虚衰。

代脉：迟而中止，止有定数。主脏气衰微，疼痛、惊恐、跌仆损伤。

二、针灸常用腧穴主治病证

考查针灸常用腧穴的主治病证。本类考题与本部分第一、三、四考题 4 选 1 抽题作答，每份试卷 1 题，每题 5 分，共 5 分。

1. 回答列缺的主治病证。

【参考答案】

①咳嗽、气喘、咽喉肿痛等肺系病证。②外感头痛、齿痛、项强、口歪等头面五官疾患。③手腕痛。

2. 回答昆仑的主治病证。

【参考答案】
①后头痛、目眩、项强等头项病证。②腰骶疼痛，足踝肿痛。③癫痫。④滞产。

3. 回答合谷的主治病证。

【参考答案】

①头痛、齿痛、目赤肿痛、咽喉肿痛、牙关紧闭、口歪、鼻衄、耳聋、痄腮等头面五官病证。②发热恶寒等外感病。③热病。④无汗或多汗。⑤经闭、滞产、月经不调、痛经、胎衣不下、恶露不止、乳少等妇科病证。⑥上肢疼痛、不遂。⑦皮肤瘙痒、荨麻疹等皮肤科病证。⑧小儿惊风、痉证。⑨腹痛、痢疾、便秘等肠腑病证。⑩牙拔出术、甲状腺手术等面口五官及颈部手术针麻常用穴。

4. 回答足三里的主治病证。

【参考答案】

①胃痛、呕吐、肠痈、腹胀、腹泻、痢疾、便秘等脾胃肠病证。②膝痛、下肢痿痹、中风瘫痪等下肢病证。③不寐、癫狂等神志病。④乳痈。⑤气喘，痰多。⑥虚劳诸证，为强壮保健要穴。

5. 回答孔最的主治病证。

【参考答案】

①咳嗽、气喘、咯血、鼻衄、咽喉肿痛等肺系病证。②肘臂挛痛。③痔疮出血。

6. 回答大陵的主治病证。

【参考答案】

①心痛，心悸，胸胁胀痛等心胸病证。②胃痛、呕吐、口臭等胃腑病证。③喜笑悲恐、癫狂痫等神志病证。④手、臂挛痛。

三、针灸异常情况处理

口述题目要求的针灸异常情况的处理步骤和注意事项。本类考题与本部分第一、二、四考题 4 选 1 抽题作答，每份试卷 1 题，每题 5 分，共 5 分。

1. 试述针灸治疗时发生外周神经损伤的处理方式。

【参考答案】

①立刻停止针刺，勿继续提插捻转，应缓慢轻柔出针。②损伤严重者，可在相应经络腧穴上进行 B 族维生素类药物穴位注射；根据病情需要或可应用激素冲击疗法以对症治疗。③可进行理疗、局部热敷或中药治疗等。

2. 试述针灸治疗时发生血肿的处理方式。

【参考答案】

①微量的皮下出血，局部小块青紫时，一般不必处理，可待其自行消退。②局部肿胀疼痛较剧，青紫面积大而且影响到功能活动时，可先做冷敷止血，再做热敷或在局部轻轻揉按，以促使瘀血消散吸收。

3. 试述针刺治疗时发生晕针的处理方式。

【参考答案】

①立即停针、起针。②平卧、宽衣、保暖。③症状轻者静卧休息，给予温开水或糖水，即可恢复。④在上述处理的基础上，可针刺人中、素髎、内关、涌泉、足三里等穴，或温灸百会、气海、关元等。尤其是艾灸百会，对晕针有较好的疗效，可用艾条于百会穴上悬灸，至知觉恢复，症状消退。⑤经以上处理，仍不省人事，呼吸细微，脉细弱者，要及时配合现代急救处理措施，如人工呼吸等。轻者，经前三个步骤处理即可渐渐恢复；重者，应及时进行后两个步骤。

4. 试述针刺治疗时出现弯针的处理方式。

【参考答案】

（1）出现弯针后，不得再行提插、捻转等手法。

（2）根据弯针程度、原因采取不同的处理方法：①若针柄轻微弯曲者，应慢慢将针起出。②若弯曲角度过大，应轻微摇动针体，并顺着针柄倾斜的方向将针退出。③若针体发生多个弯曲，应根据针柄的倾斜方向分段慢慢向外退出，切勿猛力外拔，以防造成断针。④若因患者体位改变所致者，应嘱患者慢慢恢复到原来体位，局部肌肉放松后再将针缓慢起出。

5. 试述针刺治疗时发生断针的处理方式。

【参考答案】

(1) 嘱患者不要惊慌乱动，令其保持原有体位，以免针体向肌肉深层陷入。

(2) 根据针体残端的位置采用不同的方法将针取出：①若针体残端尚有部分露在体外，可用手或镊子取出。②若残端与皮肤面相平或稍低，尚可见到残端时，可用手向下挤压针孔两旁皮肤，使残端露出体外，再用镊子取出。③若断针残端全部没入皮内，但距离皮下不远，而且断针下还有强硬的组织（如骨骼）时，可由针旁外面向下轻压皮肤，利用该组织将针顶出。④若断针下面为软组织，可将该部肌肉捏住，将断针残端向上托出。⑤断针完全陷没在皮肤之下，无法取出者，应在 X 线下定位，手术取出。⑥如果断针在重要脏器附近，或患者有不适感觉及功能障碍时，应立即采取外科手术方法处理。

四、常见急性病症的针灸治疗

考查针灸治疗常见急性病症的治法、主穴、配穴等内容。本类考题与本部分第一、二、三考题4选1抽题作答，每份试卷1题，每题5分，共5分。

1. 叙述针灸治疗心悸的主穴、阴虚火旺的配穴。

【参考答案】

主穴：内关、神门、郄门、心俞、巨阙。

配穴：阴虚火旺配太溪、肾俞。

2. 叙述针灸治疗痛经的主穴、气滞血瘀的配穴。

【参考答案】

主穴：中极、次髎、地机、三阴交、十七椎。

配穴：气滞血瘀配太冲、血海。

3. 叙述针灸治疗牙痛的治法、主穴。

【参考答案】

治法：驱风泻火，通络止痛。取手、足阳明经穴为主。

主穴：合谷、颊车、下关。

4. 叙述针灸治疗中风中经络的治法、主穴。

【参考答案】

治法：疏通经络，醒脑调神。取督脉、手厥阴及足太阴经穴为主。

主穴：水沟、内关、三阴交、极泉、尺泽、委中。

5. 叙述针灸治疗偏头痛的治法、主穴。

【参考答案】

治法：疏泄肝胆，通经止痛。取手足少阳、足厥阴经穴以及局部穴为主。

主穴：率谷、阿是穴、风池、外关、足临泣、太冲。

6. 叙述针灸治疗踝扭伤的治法、主穴。

【参考答案】

治法：祛瘀消肿，舒筋通络。取扭伤局部腧穴为主。

主穴：阿是穴、申脉、解溪、丘墟。

第三站　西医临床

考查西医体格检查的具体操作方法。每份试卷 1 题，每题 10 分，共 10 分。

1. 演示语音震颤的检查方法。

【参考答案】

检查者将两手掌或手掌尺侧缘平置于被检查者胸壁的对称部位，嘱其用同样强度重复拉长音发"yi"音，自上而下，从内到外，两手交叉，比较两侧相同部位语颤是否相同，注意有无增强或减弱。

2. 演示甲状腺侧叶后面触诊的检查方法。

【参考答案】

一手食、中指施压于一侧甲状软骨，将气管推向对侧，另一手拇指在对侧胸锁乳突肌后缘向前推挤甲状腺，食、中指在其前缘触诊甲状腺，配合吞咽动作，重复检查。用同样方法检查另一侧甲状腺。

3. 演示血压的测量方法。

【参考答案】

被检者安静休息至少 5 分钟，采取坐位或仰卧位，裸露右上臂，伸直并外展 45°，肘部置于与右心房同一水平（坐位平第 4 肋软骨，仰卧位平腋中线）。让被检者脱下右侧衣袖，露出手臂，将袖带平展地缚于上臂，袖带下缘距肘窝横纹 2～3cm，松紧适宜。检查者先于肘窝处触知肱动脉搏动，一手将听诊器体件置于肱动脉上，轻压听诊器体件，另一手执橡皮球，旋紧气囊旋钮向袖带内边充气边听诊，待动脉音消失，再将汞柱升高 20～30mmHg，开始缓慢（2～6mmHg/s）放气，听到第一个声音时所示的压力值是收缩压；继续放气，声音消失时血压计上所示的压力值是舒张压（个别声音不消失者，可采用变音值作为舒张压并加以注明）。测压时双眼平视汞柱表面，根据听诊结果读出血压值。间隔 1～2 分钟重复测量，取两次读数的平均值。测量完毕后将袖带解下、排气，平整地放入血压计盒内，将血压计汞柱向右侧倾斜 45°，使管中水银完全进入水银槽后，关闭汞柱开关和血压计。

4. 演示心脏听诊的检查方法。

【参考答案】

心脏听诊时,被检者取坐位或仰卧位。听诊顺序:从心尖区开始,逆时针方向依次进行,即:二尖瓣区→肺动脉瓣区→主动脉瓣区→主动脉瓣第二听诊区→三尖瓣区。听诊位置:①二尖瓣区:位于心尖搏动最强处;②主动脉瓣区:位于胸骨右缘第 2 肋间,主动脉瓣狭窄时的收缩期杂音在此区最响;③主动脉瓣第二听诊区:位于胸骨左缘第 3、4 肋间,主动脉瓣关闭不全时的舒张期杂音在此区最响;④肺动脉瓣区:位于胸骨左缘第 2 肋间;⑤三尖瓣区:位于胸骨下端左缘,即胸骨左缘第 4、5 肋间处。听诊内容:心率、心律、心音、心脏杂音。

5. 演示振水音的检查方法。

【参考答案】

被检者取仰卧位，检查者用耳凑近被检者上腹部或将听诊器体件放于此处，然后用稍弯曲的手指以冲击触诊法连续迅速冲击其上腹部，如听到胃内液体与气体相撞击的声音，称为振水音。也可用双手左右摇晃患者上腹部以闻及振水音。正常人餐后或饮入多量液体时，上腹部可出现振水音，但若在空腹或餐后 6~8 小时以上仍有此音，则提示胃内有液体潴留，见于胃扩张、幽门梗阻及胃液分泌过多等。

6. 演示拉塞格征、戈登征的检查方法。

【参考答案】

（1）拉塞格征：被检者取仰卧位，两下肢伸直，检查者一手压在被检者一侧膝关节上，使下肢保持伸直，另一手托其足跟将下肢抬起，正常可抬高70°以上。如下肢抬高不到30°，即出现由上而下的放射性疼痛为阳性。

（2）戈登征：检查者用手以适当的力量握捏腓肠肌，阳性表现为踇趾背伸，其余四趾呈扇形展开。

7. 演示腹部压痛及反跳痛的检查方法。

【参考答案】

正常人腹部无压痛及反跳痛。触诊时，由浅入深进行按压，如发生疼痛，称为压痛。检查到压痛后，手指稍停片刻，使压痛感趋于稳定，然后将手突然抬起，此时如患者感觉腹痛骤然加剧，并有痛苦表情，称为反跳痛。反跳痛的出现，提示炎症已累及腹膜壁层。

8. 演示巴宾斯基征的检查方法。

【参考答案】

嘱被检者仰卧，下肢伸直，检查者左手握其踝部，右手用钝尖物，沿足底外侧从后向前划至小趾根部，再转向踇趾侧。正常表现为足趾向跖面屈曲，称巴宾斯基征阴性。如出现踇趾背伸，其余四趾呈扇形展开，称巴宾斯基征阳性。

9. 演示跟腱反射、踝阵挛的检查方法。

【参考答案】

(1) 跟腱反射：被检查者仰卧，下肢外旋外展，髋、膝关节稍屈曲，医师左手将其足部背屈成直角，右手用叩诊锤叩击跟腱，正常反应为腓肠肌收缩，足向跖面屈曲。反射中枢在骶髓 1~2 节。

(2) 踝阵挛：被检者取仰卧位，检查者用左手托住腘窝，使髋、膝关节稍屈曲，右手持其足掌前端，迅速用力将其足推向背屈，并保持适度的推力，阳性表现为腓肠肌节律性、连续性收缩使足出现交替性屈伸运动。

10. 演示颌下淋巴结的检查方法。

【参考答案】

检查左颌下淋巴结时，将左手置于被检查者头顶，使头微向左前倾斜，右手四指并拢，屈曲掌指及指间关节，沿下颌骨内缘向上滑动触摸。检查右侧时，两手换位，让被检查者向右前倾斜。

11. 演示墨菲征的检查方法。

【参考答案】

正常胆囊不能触及。急性胆囊炎时，胆囊肿大未到肋缘以下，医者将左手掌平放于患者右胸下部，以左手拇指指腹用适度压力钩压右肋缘下腹直肌外缘处，然后嘱患者缓慢深吸气。此时发炎的胆囊下移时碰到用力按压的拇指引起疼痛，患者因疼痛而突然屏气，这一现象称为墨菲征阳性，又称胆囊触痛征。

12. 演示双上肢肌张力的检查方法。

【参考答案】

医师嘱被检查者肌肉放松,而后持其上肢以不同的速度、幅度进行各个关节的被动运动,根据肢体的阻力判断肌张力(可触摸肌肉,根据肌肉硬度判断),要两侧对比。肌张力增高可表现为:①痉挛状态,被动伸屈其肢体时,起始阻力大,终末突然阻力减弱,也称折刀现象,见于锥体束损害;②铅管样强直,伸肌和屈肌的肌张力均增高,做被动运动时各个方向的阻力增加均匀一致,见于锥体外系损害。肌张力降低表现为肌肉松软,伸屈其肢体时阻力小,关节运动范围扩大,见于周围神经炎脊髓前角灰质炎、小脑病变等。

13. 演示浮髌试验的检查方法。

【参考答案】

被检者取平卧位，下肢伸直放松，检查者左手拇指和其余四指分别固定在患膝关节上方两侧，并加压压迫髌上囊，使关节液集中于髌骨底面，右手拇指和其余四指分别固定在患膝关节下方两侧，用右手食指连续垂直向下按压髌骨数次，压下时有髌骨与关节面的碰触感，松手时有髌骨随手浮起感，即为浮髌试验阳性，见于风湿性关节炎、结核性关节炎等引起的膝关节腔积液。

第二部分　西医操作

考查无菌操作、心肺复苏术等常用西医基本操作技能。每份试卷 1 题，每题 10 分，共10 分。

1. 演示进入感染区脱非一次性隔离衣的操作方法。

【参考答案】

①解开腰带，在前面打一活结收起腰带。②分别解开两侧袖口，抓起肘部的衣袖将部分袖子向上向内套塞入袖内，暴露出双手及手腕部，然后清洗、消毒双手。③消毒双手后，解开领扣，右手伸入左手腕部的衣袖内，抓住衣袖内面将衣袖拉下；用遮盖着衣袖的左手抓住右手隔离衣袖子的外面，将右侧袖子拉下，使双手从袖管中退出。④用左手自隔离衣内面抓住肩缝处协助将右手退出，再用右手抓住衣领外面，协助将左手退出。⑤左手抓住隔离衣衣领，右手将隔离衣两边对齐，用夹子夹住衣领，挂在衣钩上。⑥若挂在非污染区，隔离衣的清洁面（内面）向外，若挂在污染区，则污染面（正面）朝外。

2. 演示心肺复苏术胸外按压的操作方法。

【参考答案】

①按压部位：胸骨中下 1/3 处（少年、儿童及成年男性可直接取两侧乳头连线的中点）。②按压方法：左手掌根部放置在按压点上紧贴患者的胸部皮肤，手指翘起脱离患者胸部皮肤。将右手掌跟重叠在左手掌根背部，手指紧扣向左手的掌心部，上半身稍向前倾，双侧肘关节伸直，双肩连线位于患者的正上方，保持前臂与患者胸骨垂直，用上半身的力量垂直向下用力按压，然后放松使胸廓充分弹起。放松时掌根不脱离患者胸部皮肤，按压与放松的时间比为 1：1。③按压要求：成人按压时使胸骨下陷 5～6cm，按压频率为 100～120 次/分。连续按压 30 次后给予 2 次人工呼吸。有多位施救者分工实施心肺复苏术时，每 2 分钟或 5 个周期后，可互换角色，保证按压质量。

3. 演示弹性止血带止血法的操作方法。

【参考答案】

（1）操作前准备：判断出血的性质（动脉性、静脉性、毛细血管性出血）；根据出血的性质及部位选用止血物品；应用止血带前应检查弹性及抗拉伸性。

（2）操作步骤与方法：扎止血带之前先抬高患肢以增加静脉回心血量。将三角巾、毛巾或软布等织物包裹在扎止血带部位的皮肤上，扎止血带时左手掌心向上，手背贴紧肢体，止血带一端用虎口夹住，留出长约10cm的一段，右手拉较长的一端，适当拉紧拉长，绕肢体2~3圈，然后用左手的示指和中指夹住止血带末端用力拉下，使之压在缠绕在肢体上的止血带的下面。精确记录扎止血带的时间并标记在垫布上。

4. 演示外科手消毒的操作方法。

【参考答案】

（1）操作前准备：着装符合要求（戴好口罩、帽子）；双手及手臂无破损，取下饰品；修剪指甲；查看外科手消毒液能否正常使用。

（2）操作步骤与方法：①取适量外科手消毒液（约3mL）于一手的掌心，将另一手指尖在消毒液内浸泡约5秒，搓揉双手，然后将消毒液环形涂抹于前臂直至肘上约10cm处，确保覆盖到所有皮肤。②以相同方法消毒另一侧手、前臂至肘关节以上10cm处。③取外科手消毒液（约3mL），涂抹双手所有皮肤，按七步洗手法揉搓双手，直至消毒剂干燥。④整个涂抹揉搓过程约3分钟。⑤保持手指朝上，将双手悬空举在胸前，待外科手消毒液自行挥发至彻底干燥。

5. 演示口对口人工呼吸的操作方法。

【参考答案】

在患者口部覆盖无菌纱布或一次性屏障消毒面膜（施救者戴着一次性口罩时不需要覆盖无菌纱布，可直接吹气），施救者用左手拇指和食指堵住患者鼻孔，右手固定患者下颌，打开患者口腔，施救者张大口将患者口唇严密包裹住，稍缓慢吹气，吹气时用眼睛的余光观察患者胸廓是否隆起。每次吹气时间不少于 1 秒，吹气量 500 ~ 600mL，以胸廓明显起伏为有效。吹气完毕，松开患者鼻孔，使患者的胸廓自然回缩将气体排出，随后立即给予第 2 次吹气。吹气 2 次后立即实施下一周期的心脏按压，交替进行。心脏按压与吹气的比例为 30：2。

6. 演示无感染伤口换药的操作方法。

【参考答案】

(1) 操作前准备：清洗双手，戴好帽子、口罩；核对患者信息等；告知操作目的，取得配合；准备换药物品；特殊伤口可事先查验伤口。

(2) 操作步骤与方法：①根据病情及换药需要，给患者取恰当的体位。②将一次性换药包打开，并将其他换药物品合理地放置在医用推车上，再一次查验物品是否齐全、能用且够用。③操作开始，先用手取下外层敷料（勿用镊子），再用 1 把镊子取下内层敷料。揭除内层敷料应轻巧，一般应沿伤口长轴方向揭除；若内层敷料粘连在创面上，则不可硬揭，可用生理盐水棉球浸湿后稍等片刻再揭去，以免伤及创面引起出血。④双手执镊，右手镊接触伤口，左手镊子保持无菌，从换药碗中夹取无菌物品传递给右手镊子，两镊不可碰触。⑤用 0.75% 碘伏或 2.5% 碘酊消毒，由伤口中心向外侧消毒伤口及周围皮肤，涂擦时沿切口方向单向涂擦，范围半径距切口 3～5cm，连续擦拭 2～3 遍。如用 2.5% 碘酊消毒，待碘酊干后再用 70% 酒精涂擦 2～3 遍脱碘。⑥消毒完毕，一般创面用消毒凡士林纱布覆盖，易出血伤口根据需要放置引流纱条。⑦用无菌纱布覆盖伤口，覆盖范围应超过伤口边缘 3cm 以上，一般 8～10 层纱布，医用胶带固定，贴胶带的方向应与肢体或躯干长轴垂直。

7. 演示手术区皮肤消毒的操作方法。

【参考答案】

(1) 操作前准备：做好手术前皮肤准备；基础着装符合要求；戴好帽子、口罩；完成外科手消毒；核对患者信息等；准备消毒器具及消毒剂。

(2) 操作步骤与方法：①将无菌纱布或消毒大棉球用消毒剂彻底浸透，用卵圆钳夹住消毒纱布或大棉球，由手术切口中心向四周稍用力涂擦，涂擦某一部位时方向保持一致，严禁做往返涂擦动作。消毒范围应包括手术切口周围半径15cm的区域，并应根据手术可能发生的变化适当扩大范围。②重复涂擦3遍，第2、第3遍涂擦的范围均不能超出上一遍的范围。③如为感染伤口或会阴、肛门等污染处手术，则应从外周向感染伤口或会阴、肛门处涂擦。④使用过的消毒纱布或大棉球应按手术室要求处置。

8. 演示戴无菌手套的操作方法。

【参考答案】

（1）操作前准备：着装符合手术室及相关操作工作间的管理要求，戴好口罩、帽子。按照操作要求已完成外科手消毒。查看无菌手套类型、号码是否合适，以及无菌有效期。

（2）操作步骤与方法：①选取合适的操作空间，确保戴无菌手套过程中不会因手套放置不当或空间不足而发生污染事件。②撕开无菌手套外包装，取出内包装平放在操作台上。③一手捏住两只手套翻折部分，提出手套，适当调整使两只手套拇指相对并对齐。④右手（或左手）手指并拢插入对应的手套内，然后适当张开手指伸入对应的指套内，再用戴好手套的右手（或左手）的2～5指插入左手（或右手）手套的翻折部内，用相同的方法将左手（或右手）插入手套内，并使各手指到位。⑤分别将手套翻折部分翻回盖住手术衣袖口。⑥在手术或操作开始前，应将双手举于胸前，严禁碰触任何物品而发生污染事件。

9. 演示前臂出血时采取屈曲加垫止血法的操作方法。

【参考答案】

（1）操作前准备：判断出血的性质（动脉性、静脉性、毛细血管性出血）；根据出血的性质及部位选用止血物品。

（2）操作步骤与方法：先抬高患肢以增加静脉回心血量。在肘窝处垫以卷紧的棉垫卷或毛巾卷，然后将肘关节尽力屈曲，借衬垫物压住动脉以减少或终止出血，并用绷带或三角巾将肢体固定于能有效止血的屈曲位。精确记录止血的时间并标记在垫布上。

10. 演示胸腰椎损伤的搬运方法。

【参考答案】

（1）操作前准备：了解受伤过程，查看现场安全性；评估伤者生命征；准备担架、固定带、颈托等；没有专用搬运器材时可就地取材。

（2）操作步骤与方法

1）搬运前的现场急救处理：①确定有胸腰椎损伤后，应进一步判断有无颅脑损伤、内脏损伤及肢体骨折等，如果发现伤处，应进行恰当的现场处理，再行搬运。②实施现场处理及搬运过程中，如伤者发生心脏呼吸骤停，应停止搬运立即实施心肺复苏术。

2）胸腰椎损伤的搬运：①在搬动时，尽可能减少不必要的活动，以免引起或加重脊髓损伤。②搬运一般需要由三人或四人共同完成，可求助于现场的成年目击者。进行搬运时一人蹲在伤者的头顶侧，负责托下颌和枕部，并沿脊柱纵轴略加牵引力，使颈部保持中立位，与躯干长轴呈一条直线，其他三人分别蹲在伤者的右侧胸部、右侧腰臀部及右下肢旁，由头侧的搬运者发出口令，四人动作协调一致并保持脊柱平直，将伤者平抬平放至硬质担架（或木板）上。③分别在胸部、腰部及下肢处用固定带将伤者捆绑在硬质担架（或木板）上，保持脊柱伸直位。

11. 演示气囊－面罩简易呼吸器的使用方法。

【参考答案】

（1）操作前准备：检查气囊 – 面罩简易呼吸器各装置是否无破损，单向活瓣工作正常，管道通畅。

（2）操作步骤与方法：①简易呼吸器连接氧气，氧流量 8 ~ 10L／min。②患者取去枕仰卧位，清除口腔分泌物，摘除假牙，头后仰打开气道。③施救者站在患者头顶处或头部一侧，一手托起患者下颌，使患者头后仰以打开气道，将面罩尖端向上罩在患者的口鼻部。④一手以"CE"手法固定面罩（C 法——拇指和食指将面罩紧扣于患者口鼻部，固定面罩，保持面罩密闭无漏气。E 法——中指、无名指和小指放在患者下颌角处，向前上托起下颌，保持气道通畅），另一手用拇指与其余四指的对应力挤压简易呼吸器气囊，每次挤压时间大于 1 秒，单次通气量成人为 500 ~ 600mL，频率为 12 ~ 16 次/分，按压和放松气囊的时间比为 1：(1.5 ~ 2)。

12. 演示外科洗手法的操作方法。

【参考答案】

（1）操作前准备：着装符合要求（戴好口罩、帽子）；双手及手臂无破损，取下饰品；修剪指甲；查看洗手清洁剂能否正常使用。

（2）操作步骤与方法：①用流动水冲洗双手、前臂和上臂下1/3。②取适量抗菌洗手液（约3mL）涂满双手、前臂、上臂至肘关节以上10cm处，按七步洗手法清洗双手、前臂至肘关节以上10cm处。七步洗手法：手掌相对→手掌对手背→双手十指交叉→双手互握→揉搓拇指→指尖→手腕、前臂至肘关节以上10cm处。两侧在同一水平交替上升，不得回搓。③用流动水冲洗清洗剂，水从指尖到双手、前臂、上臂，使水从肘下流走，沿一个方向冲洗，不可让水倒流，彻底冲洗干净。④再取适量抗菌洗手液（约3mL）揉搓双手，按照七步洗手法第二次清洗双手及前臂至肘关节以上10cm。⑤用流动水冲洗清洗剂，水从指尖到双手、前臂、上臂，使水从肘下流走，沿一个方向冲洗，不可让水倒流，彻底冲洗干净。⑥抓取无菌小毛巾中心部位，先擦干双手，然后将无菌小毛巾对折呈三角形，底边置于腕部，直角部位向指端，以另一手拉住两侧对角，边转动边顺势向上移动至肘关节以上10cm处，擦干经过部位水迹，不得回擦；翻转毛巾，用毛巾的另一面以相同方法擦干另一手臂。操作完毕将擦手巾弃于指定容器内。⑦保持手指朝上，将双手悬空举在胸前，自然晾干手及手臂。

13. 演示左上臂闭合性骨折现场急救固定的操作方法。

【参考答案】

(1) 操作前准备：评估伤者生命征；查明伤情，根据骨折部位固定需要，准备数量、长度适宜的夹板、棉垫、绷带、三角巾等；如无专用小夹板，可现场取材。

(2) 操作步骤与方法：左上肢取肘关节屈曲呈直角位，长夹板放在左上臂的外侧，长及肩关节及肘关节，短夹板放置在左上臂内侧，用绷带分三个部位捆绑固定，然后用一条三角巾将前臂悬吊于胸前，用另一条三角巾将左上肢与胸廓固定在一起。若无可用的夹板，可用三角巾先将左上肢固定于胸廓，然后用另一条三角巾将左上肢悬吊于胸前。

第三部分　西医临床答辩（含辅助检查结果判读分析）

一、西医临床答辩

考查西医常见疾病的病因、症状、体征、诊断、治疗等方面的内容。本类考题与辅助检查结果判读分析考题 2 选 1 抽题作答，每份试卷 1 题，每题 5 分，共 5 分。

1. 试述溃疡性结肠炎的主要诊断依据。

【参考答案】

①慢性或反复发作性腹泻、脓血黏液便、腹痛，伴不同程度全身症状。②多次粪检无病原体发现。③内镜检查及 X 线钡剂灌肠显示结肠炎病变等。完整的诊断应包括临床类型、严重程度、病变范围及病情分期。

2. 试述慢性肺源性心脏病代偿期的临床表现。

【参考答案】

以原发病表现为主，同时伴有肺动脉高压和右心室肥大体征，包括：①肺动脉瓣区 S_2 亢进。②三尖瓣区出现收缩期杂音，剑突下触及心脏收缩期搏动。③可出现颈静脉充盈、肝淤血肿大等。

3. 试述典型心绞痛的发作特点。

【参考答案】

①发作多有诱因，常以体力劳动、情绪激动、饱食、寒冷、心动过速等诱发，胸痛发生于诱因出现的当时。②疼痛部位位于胸骨体上段或中段之后，可放射至肩、左臂内侧甚至达无名指和小指，边界模糊，范围约一个手掌大小。③胸痛性质呈压迫感、紧缩感、压榨感，多伴有濒死感。④一般持续时间短暂，为 3 ~ 5 分钟，很少超过 15 分钟。⑤去除诱因或舌下含服硝酸甘油症状可迅速缓解。⑥发作时常有心率增快、血压升高、皮肤湿冷、出汗等。有时可出现第四心音或第三心音奔马律；暂时性心尖部收缩期杂音，第二心音分裂及交替脉。

4. 试述慢性肺源性心脏病急性加重期的治疗。

【参考答案】

①控制感染：一般可首选青霉素类、氨基糖苷类、氟喹诺酮类及头孢菌素类等。②改善呼吸功能，纠正呼吸衰竭：缓解支气管痉挛，清除痰液，通畅呼吸道，持续低浓度给氧，应用呼吸中枢兴奋剂等。必要时施行机械通气。③控制心力衰竭：积极控制感染、改善呼吸功能后，一般患者心功能常能改善；但较重患者或经以上治疗无效者可适当选用利尿剂和强心剂。④控制心律失常。⑤应用糖皮质激素。⑥抗凝治疗：应用低分子肝素。⑦并发症的处理：并发肺性脑病时，注意纠正酸碱失衡和电解质紊乱；并发脑水肿时，可快速静脉滴注甘露醇；并发酸碱失衡和电解质紊乱、消化道出血、休克、肾衰竭、弥散性血管内凝血等时，积极给予相应治疗。

5. 试述慢性肺源性心脏病的并发症。

【参考答案】

①肺性脑病。②酸碱平衡失调及电解质紊乱。③心律失常。④休克。⑤消化道出血。⑥肾衰竭、弥散性血管内凝血等。

6. 试述消化性溃疡的临床表现。

【参考答案】

上腹部疼痛是消化性溃疡的主要症状，常因精神刺激、过度疲劳、饮食不当、服用药物、气候变化等因素诱发或加重，疼痛呈慢性过程，反复周期性发作，尤以 DU 明显。疼痛位于上腹部，胃溃疡疼痛部位多位于中上腹部或偏左，十二指肠溃疡疼痛多位于中上腹部偏右侧。腹痛呈节律性并与进食相关，十二指肠溃疡饥饿时疼痛，多在餐后 2～4 小时左右出现，进食后缓解，部分患者可有午夜痛；胃溃疡疼痛不甚规则，常在餐后 1 小时内发生，至下次餐前自行消失。腹痛的性质可为钝痛、灼痛、胀痛或饥饿痛。常有反酸、嗳气、恶心等消化道症状。

7. 试述慢性左心衰竭的临床表现。

【参考答案】

（1）症状

1）肺淤血症状：①呼吸困难：劳力性呼吸困难、夜间阵发性呼吸困难、端坐呼吸、急性肺水肿（心源性哮喘）；②咳嗽、咳痰、咯血。

2）心排血量不足的症状：体能下降、乏力、疲倦、记忆力减退、焦虑、失眠、尿量减少等。

（2）体征

1）肺部体征：随着病情由轻到重，肺部湿啰音可从局限于肺底部发展到全肺。病情严重出现心源性哮喘时，可闻及散在哮鸣音。

2）心脏体征：心脏轻度扩大，心率加快，心音低钝，肺动脉瓣区第二心音亢进，心尖区可闻及舒张期奔马律和（或）收缩期杂音，可触及交替脉等。

8. 试述糖尿病的慢性并发症。

【参考答案】

①大血管病变：冠心病、缺血性或出血性脑血管病、肾动脉硬化、肢体动脉硬化等。②微血管病变：糖尿病肾病、糖尿病性视网膜病变、糖尿病心肌病等。③神经系统并发症：中枢神经系统并发症（缺血性脑卒中、脑老化加速及老年性痴呆等）、周围神经病变、自主神经病变。④糖尿病足。⑤其他：视网膜黄斑病、白内障、青光眼、屈光改变、虹膜睫状体病变、皮肤病等。

二、辅助检查结果判读分析

◆心电图

考查西医诊断学中心电图的内容（看图作答）。本类考题与西医临床答辩考题 2 选 1 抽题作答，每份试卷 1 题，每题 5 分，共 5 分。

1. 患者，男，67 岁。胸闷憋气，神疲乏力，时觉心前区疼痛，活动后诸症加重。心电图表现如下，请做出诊断。

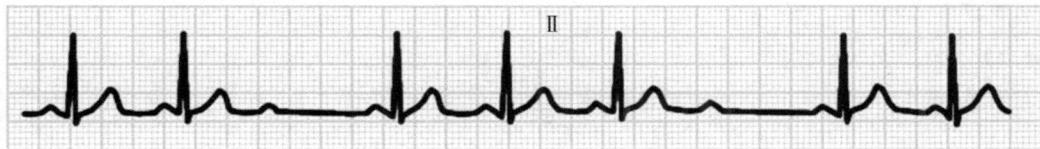

【参考答案】

二度Ⅱ型房室传导阻滞。

2. 患者，男，52 岁。心前区疼痛、憋闷 1 天。心电图表现如下，请做出诊断。

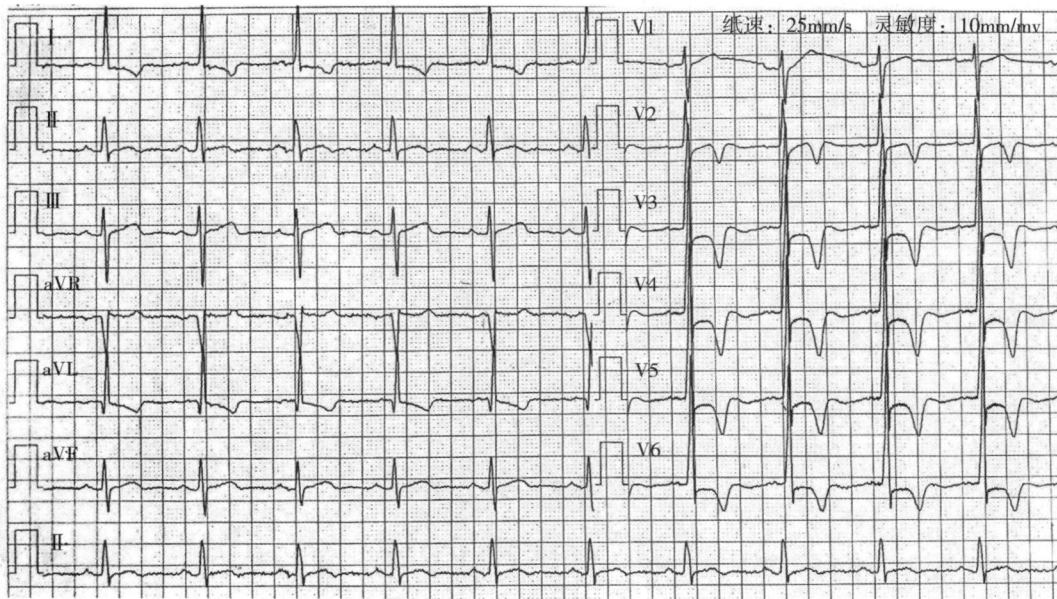

纸速：25mm/s 灵敏度：10mm/mv

【参考答案】

急性心肌缺血。

3. 患者，女，55 岁。心悸 2 天。心电图表现如下，请做出诊断。

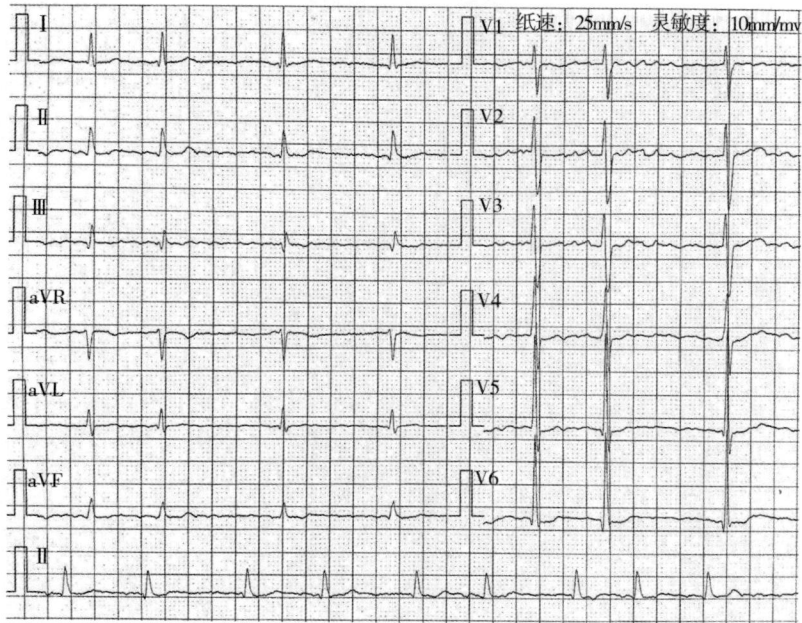

【参考答案】
心房颤动。

4. 患者，男，18岁。心悸、胸闷反复发作2年，加重1天。心电图表现如下，请做出诊断。

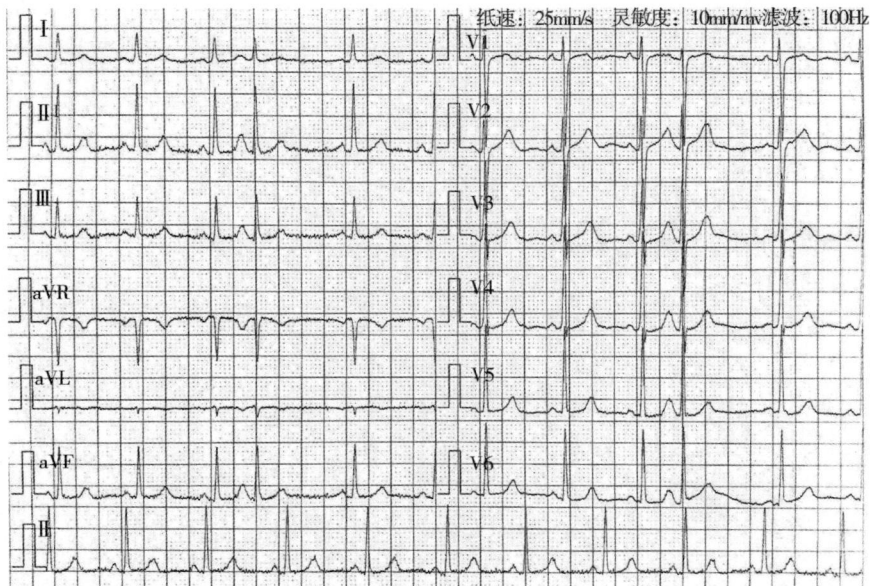

纸速：25mm/s 灵敏度：10mm/mv滤波：100Hz

【参考答案】
房性过早搏动。

5. 患者，男，60 岁。冠心病史 10 年，突发意识丧失、抽搐、呼吸停止。心电图表现如下，请做出诊断。

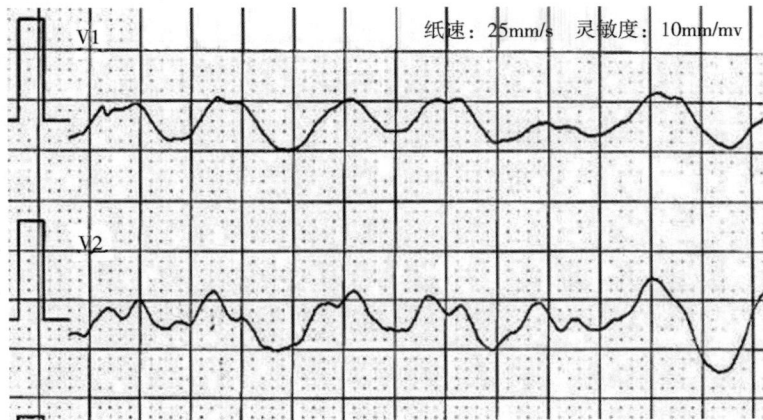

纸速：25mm/s   灵敏度：10mm/mv

【参考答案】
心室颤动。

◆普通 X 线片

考查西医诊断学中影像学的内容（看图作答）。本类考题与西医临床答辩考题 2 选 1 抽题作答，每份试卷 1 题，每题 5 分，共 5 分。

1. 患者，男，58 岁。刺激性咳嗽 2 个月，伴痰中带血。X 线表现如下，请做出诊断。

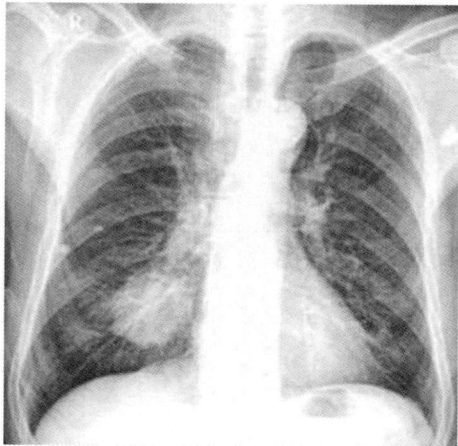

【参考答案】
右下肺周围型肺癌。

2. 患者，男，36岁。车祸后，右腿剧烈疼痛1天。X线表现如下，请做出诊断。

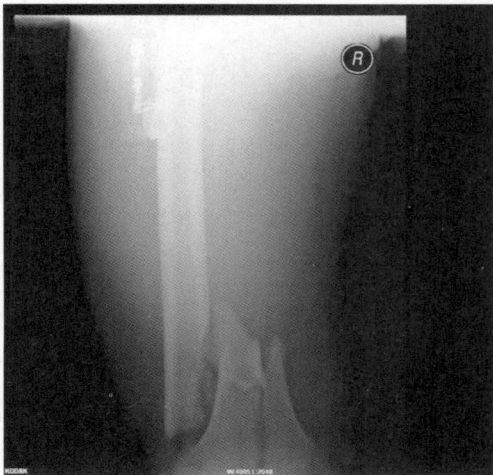

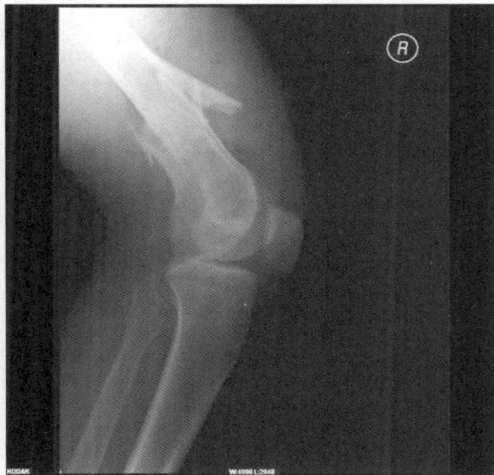

【参考答案】

右股骨远端骨折。

3. 患者，男，24 岁。吸烟史 5 年。胸闷、气短伴咳嗽 5 小时。X 线表现如下，请做出诊断。

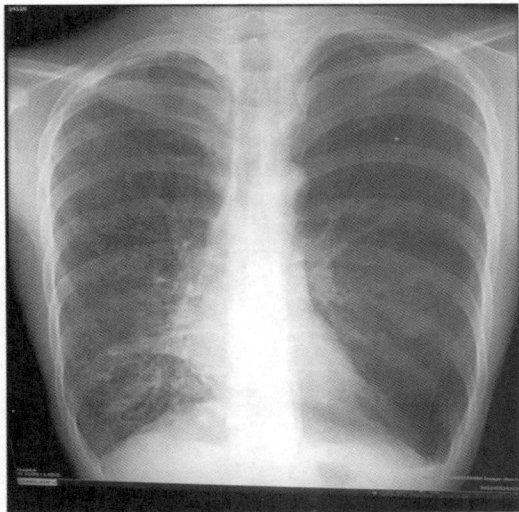

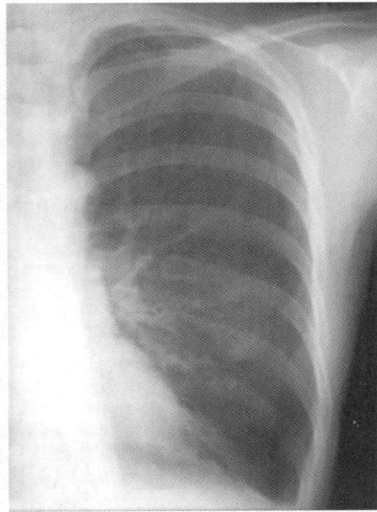

【参考答案】
左侧气胸。

4. 患者，女，44 岁。胃病史 3 年，餐后突发严重腹痛，伴恶心呕吐 3 小时。X 线表现如下，请做出诊断。

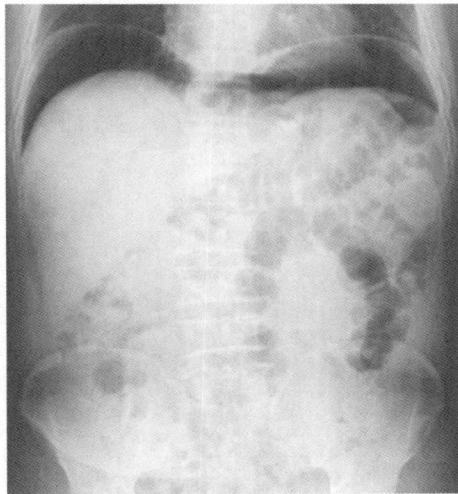

【参考答案】
急性胃肠穿孔。

◆实验室检查

考查西医诊断学中实验室检查的内容。本类考题与西医临床答辩考题 2 选 1 抽题作答，每份试卷 1 题，每题 5 分，共 5 分。

1. 患者男性，58 岁。血钾 6.3mmol/L，分析其临床意义。

【参考答案】

血钾参考值为 3.5~5.5mmol/L。因此，血钾 6.3mmol/L 提示升高，见于：①肾脏排钾减少，如急慢性肾功能不全及肾上腺皮质功能减退等。②摄入或注射大量钾盐，超过肾脏排钾能力。③严重溶血或组织损伤。④组织缺氧或代谢性酸中毒时大量细胞内的钾转移至细胞外。

2. 患者女性，35 岁。淋巴细胞 0.65。分析其临床意义。

【参考答案】

淋巴细胞的参考值为 0.20～0.40。因此，淋巴细胞 0.65 提示升高，见于：①感染性疾病：主要为病毒感染，如麻疹、风疹、水痘、流行性腮腺炎、传染性单核细胞增多症等，也可见于某些杆菌感染，如结核病、百日咳、布氏杆菌病。②某些血液病。③急性传染病的恢复期。

3. 患者男性，59 岁。血清天门冬氨酸氨基转移酶（AST）120U/L。分析其临床意义。

【参考答案】

AST 参考值为 10～40U/L。因此，AST 120U/L 提示升高，见于：①肝脏疾病：急性病毒性肝炎、慢性病毒性肝炎，肝内、外胆汁淤积，酒精性肝病，药物性肝炎，脂肪肝，肝癌等。②心肌梗死。③其他疾病：骨骼肌疾病、肺梗死、肾梗死等。